Dr medic Roland Pfeiffer
El detective de la migraña

EL

Dr medic Roland Pfeiffer

DETECTIVE
DE LA MIGRAÑA

DESVELAR Y CURAR LA MIGRAÑA

ANÁLISIS DE 44 CASOS RESUELTOS

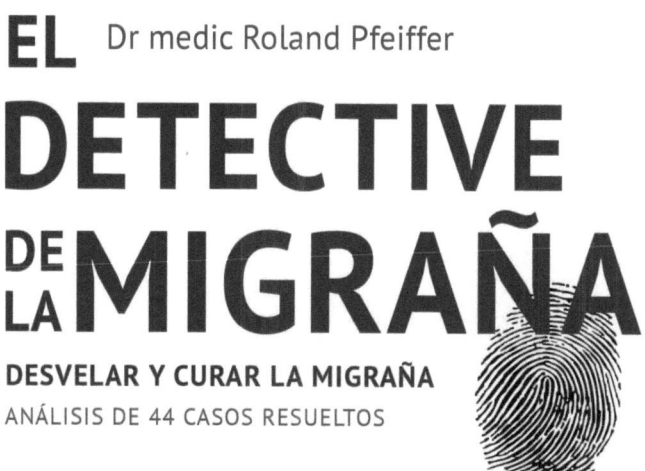

2. edición
© 2020, doctor Roland Pfeiffer
Doctor Roland Pfeiffer, Alexanderstr. 46, D-70182 Stuttgart
www.osteopathie-arzt-stuttgart.de
praxis@osteopathie-arzt-stuttgart.de

Título original: Der Migräne-Detektiv

Gestión de proyectos, edición y corrección de pruebas: Gabi Haas
Diseño de cubierta, tipografía y grafismo: Laura Newman
Cubierta: Kues, Balintseby / Freepik
Iconos: por Freepik en www.flaticon.com / Licencia CC 3.0 BY

Fabricado y publicado por BoD - Books on Demand, Norderstedt, Alemania
ISBN: 9783750496385

Impreso en Alemania
Información bibliográfica en la Biblioteca Nacional de Alemania. La Biblioteca Nacional de Alemania cataloga esta publicación en la Bibliografía Nacional Alemana; información bibliográfica detallada disponible en la página web de Internet: http://dnb.ddb.de

INDICE

Capítulo 3: La descodificación sistematíca de la Migraña en cuatro pasos ... 125

Capítulo 4: Estrechando el cerco a «Los Malhechores» de la Migraña ... 157

Prólogo y delito

Hay muchos libros sobre la migraña. Libros que dan consejos sobre ejercicios de relajación y nutrición. Libros que comparan medicamentos y posibles terapias. Libros que prácticamente reducen todos los posibles casos de migraña a una única causa. Libros que miden a todos los pacientes de migraña por el mismo rasero. Y lamentablemente, una y otra vez, libros que defienden la obsoleta opinión de la medicina clásica de que la migraña es incurable. Pero cada paciente es único y los motivos que desencadenan la migraña también lo son. Tan únicos como la huella digital de cada uno de nosotros.

Por eso he escrito este libro. La migraña es un enigma que nos reta a encontrar soluciones. Con este libro me dirijo a todas las personas con migraña para hacer de este enigma individual algo tangible para cada uno de vosotros. También me dirijo, no obstante, a mis compañeros, médicos, terapeutas alternativos y osteópatas para resolver este enigma, en beneficio de sus pacientes.

El detective de la migraña resuelve en 44 casos apasionantes los detonantes particulares de la aparición de la migraña. Muestro cómo consigo, con una búsqueda sistemática y un rastreo adecuado, localizar la causa, suprimirla y curar al afectado de forma permanente. Que la migraña se puede curar de forma permanente lo demuestra el hecho de que en este ámbito hay sanaciones espontáneas. Casi todos los médicos conocen pacientes que una vez sufrieron migraña, pero que desde hace tiempo no la padecen. Algunas dejaron de padecerla tras el embarazo, otros tras un traslado, tras un cambio de trabajo, con la llegada de la menopausia o incluso sin razón aparente. Algún factor ha aliviado su sistema nervioso, ha vaciado un poco el vaso de las causas y con ello se ha curado la migraña. Esa curación puede ocurrir por casualidad. Pero usted como paciente ni puede, ni quiere esperar. No quiere ser por más tiempo una víctima de la migraña. Con la descodificación sistemática de la migraña voy a mostrar cómo el vaso de las causas se va vaciando y el cuerpo se va a encontrar en la posición de resolver las posibles causas restantes.

¿Usted no quiere leer El detective de la migraña de principio a fin? ¡No hay problema! ¿Cómo encuentra usted, como lector, paciente o compañero, la información que es más importante e interesante para usted en este libro? Sencillamente, siga la guía de capítulos.

En el Capítulo 1 conocerán lo que es exactamente la migraña, cómo surge y cómo la he tratado yo, como médico.

En el Capítulo 2 describo mediante los detallados ejemplos de 44 pacientes lo variadas que pueden ser las causas de la migraña y cómo, con indagaciones policíacas, se pueden investigar, revelar y eliminar. Hablo sobre personas con migraña y cómo he conseguido curarlas. Como paciente, se encontrará paralelamente con su propia historia de la enfermedad. En ese capítulo veo mis descubrimientos profesionales como un impulso e inspiración para todos aquellos que se ocupan, de una manera profesional, del tratamiento y la curación de la migraña.

En el capítulo 3 presento el análisis completo sistemático de las causas. A través de la lupa del médico observamos la historia clínica completa de la migraña, el diagnóstico de laboratorio especial, el detallado examen osteopático así como la terapia neural de búsqueda de campos de interferencia y el tratamiento de prueba. Para los profanos seguramente algo pesado, médicamente hablando. Para los iniciados, un gran arsenal de diagnósticos de migraña.

En el capítulo 4 explico cómo determinados «malhechores» pueden ser las causas de que Migrañas y Cía. nos visiten.

En el capítulo 2, la siguiente leyenda le mostrará el camino a través de los 44 estudios de caso de mis pacientes de migraña sanados.

Perfil del paciente

En esta parte puede informarse sobre personas que padecen migraña: edad, sexo, oficio, antecedentes médicos, condiciones de vida, costumbres, vivencias, medicación, intentos terapéuticos... todo lo que desribe a esos pacientes.

Rastreando y descifrando pistas

Lea en esta parte cómo investigo sistemáticamente las causas de la migraña de cada uno de mis pacientes y cómo combino los resultados de ese análisis en un tratamiento orientado a objetivos.

Zoom para expertos

En este punto se profundiza técnicamente en la materia. Médicos, terapeutas alternativos, osteópatas y todas las personas que se quieran emplear profesionalmente con la sanación de la migraña.

CAPÍTULO 1

MIGRAÑA

¿Qué es la migraña y con qué frecuencia ocurre?

La migraña está en boca de todos. ¿Pero qué es concretamente una migraña? Queremos saberlo antes de empezar nuestra investigación. Generalmente la migraña es un dolor en un lado de la cabeza. Aparece de repente y puede durar horas o días. No es extraño que aparezca acompañado por un aura de náuseas, vómitos, así como sensibilidad a la luz y a los ruidos. A veces surgen también trastornos del lenguaje, trastornos de la vista, pérdidas de memoria y otros síntomas neurológicos. En torno a ocho millones de personas padecen migraña en Alemania, de los cuales dos tercios son mujeres.

En la migraña existe una deficiencia energética, un fallo de control o un hiperestímulo de diferentes centros nerviosos, que puede ser provocado por varios factores. La meta de cada terapia es equilibrar el sistema nervioso e igualar el desequilibrio entre la demanda de energía y el suministro energético.

El vaso de las causas, un modelo para explicar la migraña

La aparición de una migraña puede ser presentada de forma simple con el modelo del vaso. Comparemos el cuerpo humano con un vaso. Este recipiente se llena lentamente cuando varios factores negativos aparecen conjuntamente y lo saturan. ¿Qué factores pueden ser? Explico la respuesta a esta pregunta en el siguiente capítulo y en los 44 estudios de caso.

Nuestro cuerpo tiene una capacidad muy elevada de compensación. Cuando el vaso se llena hasta el borde, el cuerpo aún no muestra ninguna reacción, pero si cae una gota más, el vaso se colma y el cuerpo reacciona. Esta reacción corresponde al ataque de migraña. Por consiguiente, al tratar la migraña se trata de vaciar en lo posible el vaso, de manera que acontecimientos insignificantes, como cambios climáticos o situaciones estresantes no hagan que el vaso se derrame. En mi opinión, es inútil discutir acerca de si la parte genética, generalmente heredada a través de la madre por daños en el mitocondria –en la que no podemos influir y según mis cálculos constituiría entre un 10% y un 30% del volumen del vaso– se puede definir como la causa y el resto de factores como desencadenantes. ¿No tendría más sentido considerar todos los factores como causas? Sea como fuere, con el modelo del vaso esto no tendría importancia. Todos los factores contribuyen conjuntamente a llenar el vaso, y según mis cálculos, tenemos que vaciarlo hasta la mitad. Entonces no aparecería ninguna migraña más. Cuanto más alta sea la parte heredada genéticamente, más habrá que disminuir el porcentaje de los demás factores. Tenemos que descubrir sistemáticamente con qué se ha llenado el vaso y cómo se puede vaciar por lo menos hasta la mitad. ¡Este es el reto!

Cómo surge un ataque de migraña

Para entender qué es lo que sucede en el cuerpo en un ataque de migraña vamos a profundizar en la materia. El esquema de las causas de la migraña, en la página 17, nos muestra cómo interactúan los factores involucrados en una crisis de migraña.

Son numerosos y variados los factores que pueden llevar a una disfunción del abastecimiento en el mitocondrio y a una hiperactividad del generador de migrañas en el tronco cerebral. Allí encontramos también el origen del núcleo de los nervios trigéminos. Posibles factores de sobrecarga son, por ejemplo: mecánicos, químicos, hormonales, relacionados con la alimentación, dependientes de la digestión, dependientes de los sentidos, electromagnéticos, climáticos, infecciosos, psíquicos, tóxicos, inmunológicos, y de naturaleza genética. Pero también, en las terapias neurales, los campos interferentes, como por ejemplo las cicatrices, pueden influir perjudicialmente.

El tronco cerebral, la parte más antigua del cerebro, es responsable del control de las funciones vitales del cuerpo. Regula funciones vegetativas como la respiración, el riego sanguíneo, la circulación, la temperatura corporal y la digestión. El tronco cerebral también es un centro medidor que reacciona de manera extremadamente sensible ante la hiperactividad nerviosa cuantificable y el aumento del flujo sanguíneo, las fuertes fluctuaciones de oxígeno, el azúcar en la sangre, los fluidos, la salinidad y el equilibrio ácido-base, así como las toxinas. Si una situación amenaza el suministro de energía del cerebro, un sector del tronco cerebral reacciona rotundamente contra ella. Este sector también se denomina generador de migraña. El generador de migraña se activa antes de que lo haga el nervio trigémino, que irriga los vasos sanguíneos, causando así una sensación de dolor. Las últimas pruebas PET así lo han demostrado. La Tomografía por Emisión de Positrones (PET) es un método en el que se visualizan en color áreas especialmente activas del cerebro. El sector del generador de migraña tiene una intensa actividad sanguínea antes y durante un ataque de migraña y presenta un incremento de actividad. Permanece activo incluso si los analgésicos, como por ejemplo triptanes, han reprimido el ataque de migraña desde hace mucho tiempo. Por lo tanto es capaz, después del efecto analgésico, de reanudar la crisis. El nervio trigémino será activado. Este nervio es el encargado de abastecer las meninges, arterias cerebrales, corteza cerebral, senos nasales y la cara, y provoca la sensación de dolor. El nervio trigémino proporciona información, por ejemplo, desde los vasos de la cabeza y la cara hasta los centros nerviosos, que se distribuyen desde el cerebro medio hasta la médula espinal de la columna cervical. En las vértebras cervicales superiores, se superponen en la zona de la médula espinal fibras del trigémino y fibras nerviosas cervicales. Como resultado de esta fricción, estímulos perturbadores pueden ser liberados de la columna cervical superior, como lo hacen cuando sufres un latigazo cervical. Cuando alcanzan el núcleo espinal del nervio trigémino, lo irritan. Además, este también puede ser irritado por las fibras del séptimo y del décimo nervio craneal. Estímulos constantes que abarcan desde trastornos de cicatrices, inflamación crónica y áreas con problemas anatómicos o fisiológicos, como las articulaciones de la cabeza y el cuello, ocasionan zonas de irritación en el tronco cerebral con el consiguiente aumento de consumo de energía. Esto ocurre, entre otros, en el núcleo del nervio trigémino y en la corteza cerebral. Las zonas afectadas están en conexión y pueden conducir al desarrollo de la migraña. La hiperactividad del nervio trigémino libera sustancias mensajeras. Estas influirán en la musculatura vascular y el diámetro de los vasos vasculares del cerebro. También ocurre cuando hay demasiado óxido nítrico en los vasos. Es lo que se conoce como estrés nitro-oxidativo. Hoy en día, se asume que las paredes arteriales se inflaman solo momentáneamente. Esto inicialmente conduce a una expansión de las arterias de la cabeza y al aumento de la permeabilidad y la hinchazón de las paredes arteriales (edema). El edema conlleva un estrechamiento de las arterias y, por lo tanto, una reducción del flujo sanguíneo en ciertas áreas del cerebro. De ahí resulta el aura de la migraña. La irritación causada por la inflamación de los nervios se extiende por toda la pared del vaso y altera las conexiones entre las células. Como consecuencia, estas se vuelven más elásticas de nuevo. La presión arterial dilata los vasos estrechados y el aura desaparece (recomendación bibliográfica 5). Debido a la inflamación causada por los nervios, las paredes arteriales se vuelven muy sensibles al dolor.

Pese a este conocimiento, la investigación científica sobre el desarrollo de la migraña todavía no se ha completado. En los capítulos sobre el historial clínico, el análisis de laboratorio, el examen osteopático y las pruebas terapéuticas neurales, describo con detalle qué factores son capaces de desencadenar una actividad excesiva del generador de migraña en el tronco cerebral y en el ganglio trigémino.

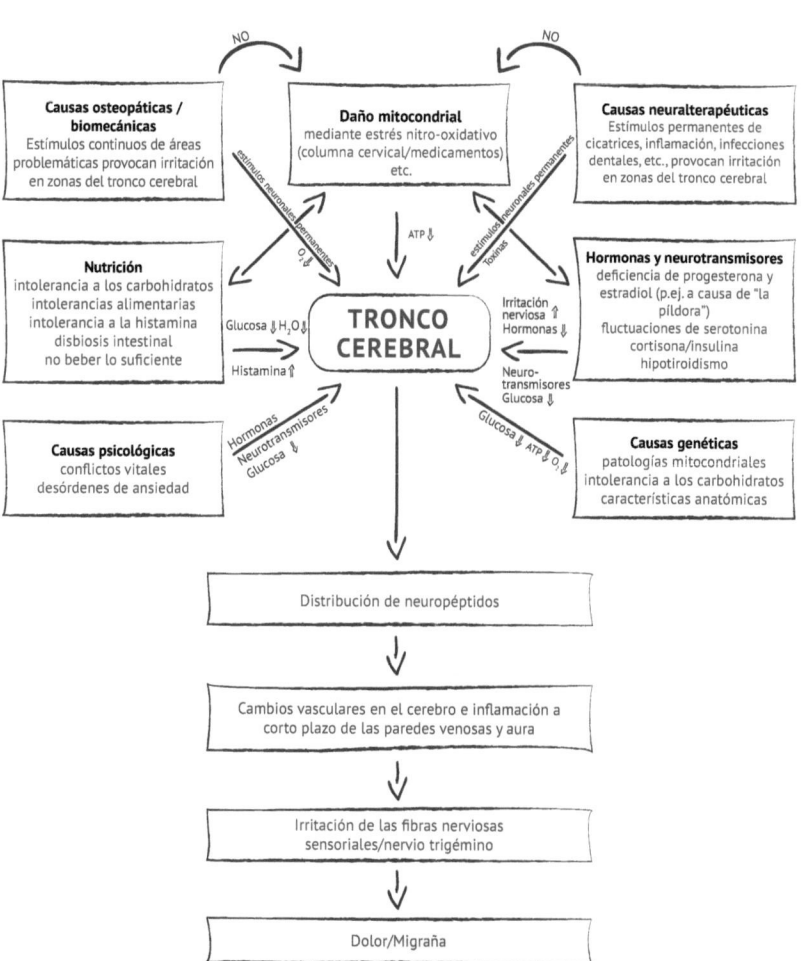

Figura: diagrama de causas de la migraña

El origen de mi interés por la terapia para tratar la migraña

Después de mi formación como acupuntor, me sentía entusiasmado. Confiaba para casi todo en mis agujas chinas e hice mía la filosofía tradicional china. Aprendí mucho sobre los meridianos de acupuntura y sobre cada uno de sus puntos de acupuntura específicos, así como su significado para los diversos órganos y enfermedades. El destino quiso que, uno tras otro, liberase a tres enfermos de su migraña. Lleno de euforia, creí que ya sabía cómo funcionaba la migraña. Pronto me di cuenta de lo ingenuo que había sido. Hice campaña con mis primeros éxitos y muchas personas con migraña acudieron a mi consulta para recibir tratamiento. Lamentablemente fue un fracaso tras otro. Me di cuenta de que, como máximo, podía ayudar con el tratamiento a un 20% de mis pacientes. Tenía que haber otras causas que no se dejaban influenciar por mis agujas.

En el siguiente paso, me decidí a hacer una formación de terapia neural. Esto me permitió aumentar mi tasa de éxito hasta el 45%. Pero todavía no estaba satisfecho con eso. Para un médico, no es el mejor mensaje publicitario que uno de cada dos pacientes deje la consulta insatisfecho. Así que completé los cinco años de formación en osteopatía en la Escuela de Osteopatía de Alemania (OSD). Simultáneamente, me dediqué a la medicina nutricional, la medicina ortomolecular, la endocrinología y la terapia de hormonas bioidénticas, así como a la terapia mitocondrial según el Dr. Kuklinski. Hoy, después de evaluar mis estadísticas actuales, puedo decir que, pude liberar al 75% de mis pacientes de sus migrañas en un margen de 10 a 20 sesiones. Un 10% experimentó al menos una mejora significativa en sus síntomas, es decir, sufren muchos menos ataques y la migraña en sí es menos violenta.

CAPÍTULO 2

44 PACIENTES DE MIGRAÑA, 44 CASOS RESUELTOS

Caso 1: Estrés nitro-oxidativo y disfunción osteopática

Una fisioterapeuta de 44 años de edad sufrió un trauma cervical, hace 15 años, cuando un automóvil que iba por detrás impactó con el suyo al no ver el semáforo en rojo. Tras el accidente, llevó un collarín cervical algunos días. Cuatro semanas después tuvo su primera crisis de migraña. Durante mucho tiempo solo tenía una crisis cada uno o dos meses, a menudo al inicio de la menstruación. Sin embargo, en los últimos dos años, las crisis se hicieron más frecuentes. En los últimos tres meses la frecuencia ascendió hasta tres veces por semana. A ella le gustaba correr, pero ahora por cada carrera, sufría un ataque de migraña. Los triptanes fueron, durante mucho tiempo, el único medicamento que la ayudaba en la crisis. Sin embargo, desde hacía unos meses, no le proporcionaban ninguna mejoría. A esto se sumaron los vértigos, problemas de visión, zumbidos en los oídos, náuseas, problemas de concentración y de memoria. Una serie de 15 sesiones de acupuntura con su médico de cabecera tampoco le había aportado ninguna mejora. Parecía bastante desesperada cuando llegó a mi consulta.

Después de conocer su historial, le tomé algunas muestras de sangre para análisis en laboratorio. Quería saber si después del latigazo cervical se había desestabilizado una vértebra de la columna cervical con el consiguiente aumento de la producción de monóxido de nitrógeno (estrés nitro-oxidativo) debido a ello. Esto indicaría un mayor consumo de vitamina B12 y otros micronutrientes.

19

Como la paciente me pidió que la ayudase cuanto antes, pues estaba sufriendo, le inyecté 1mg de vitamina B12 sin esperar a los resultados del laboratorio. Hasta la próxima cita en dos semanas le recomendé que se pinchara diariamente ella la misma dosis en la zona del abdomen. Durante el examen osteopático noté numerosas limitaciones en la paciente. Aumento de la tensión de la membrana, movilidad limitada de las placas del cráneo, en particular un hueso occipital encajado entre las dos placas temporales, un sacro encajado entre los huesos pélvicos, por lo tanto un ritmo craneosacral asincrónico, bloqueos vertebrales en la región de la columna cervical superior, así como en la columna torácica inferior y un espacio de expansión reducido del tórax. El tratamiento lo desarrollé en un orden concreto. Primero liberé la tensión de las membranas durales que recubren la columna vertebral y la cabeza, después liberé el sacro y el hueso occipital. Por último, liberé las obstrucciones de la columna torácica y cervical y sincronicé su ritmo craneosacral.

Cuando regresó después de dos semanas, la paciente confirmó que estaba bien y que no había tenido migraña en todo ese tiempo. Los resultados de laboratorio disponibles confirmaron un fuerte estrés nitro-oxidativo y por lo tanto, una pronunciada deficiencia de vitamina B12 con todas sus consecuencias para la respiración celular y el metabolismo celular. Además, había una deficiencia de vitamina B2, B6, ácido fólico, biotina y magnesio. Sugerí tratar los puntos dolorosos de presión en la parte superior cervical, en las vértebras torácicas y en un plexo de nervios en la zona ginecológica (plexo utero-vesicalis) a través de terapia neural y de la inyección de anestésicos locales, así como mediante la compensación de las deficiencias de micronutrientes anteriormente mencionadas. Después de cinco tratamientos más en cinco semanas, la paciente llegó al consultorio sonriendo y dijo que no tenía migraña. El lado más loco de su historia de curación de migraña fue que quedó embarazada durante el tratamiento. Y esto a la edad de 44 años, después de haber intentado en vano quedar embarazada en los últimos diez años. Como la paciente no había tenido migraña durante siete semanas y tenía la preocupación de que su embarazo pudiera verse amenazado por las inyecciones, decidimos concluir el tratamiento hasta nuevo aviso. Normalmente, no considero que el tratamiento se haya completado hasta que hayan pasado cuatro meses sin migraña.

Un año después llamé a la paciente para constatar los resultados y supe que ya no sufría de migraña y que mientras tanto había sido madre.

¿Qué ocurrió? ¿Por qué se curó la paciente tan rápidamente? ¿Por qué se había quedado embarazada de repente después de diez años de esfuerzos inútiles, casi como un efecto secundario de la terapia para la migraña? Para entender esto, veamos lo que sucede con el trauma del trauma cervical. El especialista de Rostock en medicina interna y medicina medioambiental, el Dr. Bodo Kuklinski, lo ha investigado durante décadas y lo ha descrito en detalle en sus libros *Schwachstelle Genick* y *Das HWS-Trauma*. La columna cervical es la parte más móvil de toda la columna vertebral. Aquí los nervios, vasos sanguíneos, ganglios linfáticos, ligamentos, músculos, fascias, huesos y glándulas se comprimen en un espacio muy pequeño. En las lesiones por latigazo cervical, los ligamentos que dan estabilidad a la columna cervical se estiran demasiado y provocan una inestabilidad en la columna cervical. La consiguiente falta temporal de oxígeno en las células y la subsiguiente recirculación de la sangre activa una reacción química. El aminoácido arginina se divide en citrulina y óxido nítrico. El óxido nítrico es un gas que se distribuye por todo el cuerpo, penetra en todas las células del cuerpo y mitocondrias y origina procesos de destrucción. El cuerpo puede neutralizar el óxido nítrico, pero solo con un consumo muy alto de vitamina B12 y otros micronutrientes. Después de la inyección de vitamina B12, el contenido de monóxido de nitrógeno del aire inhalado, medido con un dispositivo de medición de gas, disminuye significativamente. En particular, cuando el cuerpo sufre una sacudida o con las vibraciones, por ejemplo, al correr o montar a caballo, se liberan grandes cantidades de monóxido de nitrógeno. Lo que esto significa para el desarrollo de las migrañas se explica detalladamente en el capítulo "Estrés nitro-oxidativo". Otro problema son las distorsiones en las fascias que pueden suceder durante un traumatismo por latigazo cervical. Las fascias, que consisten principalmente en colágeno elástico y fibras de elastina, envuelven los músculos. Pueden ser retorcidas y enroscadas y luego, cuando están inmovilizadas por un collarín, se unen de nuevo.

La hebra muscular envuelta en una fascia retorcida se siente como un cable metálico. El paciente tiene la sensación de estar atrapado en un traje de buceo demasiado ajustado. Esta relación fue descrita por el osteópata americano y descubridor del Modelo de Distorsión Fascial, Steven Typaldos (recomendación bibliográfica 25). Los bloqueos vertebrales son además promovidos por los movimientos espasmódicos durante el latigazo cervical, los ligamentos flojos, las fascias torcidas y los músculos tensos. En la migraña después de un traumatismo por latigazo cervical, las dos primeras vértebras cervicales, el atlas y el axis, a menudo están torcidos uno contra el otro e inmóviles. El cuerpo suele compensar esto con una oblicuidad pélvica. Las posibles consecuencias de los bloqueos de las vértebras cervicales son múltiples. Irritaciones de los nervios craneales, irritación de los nervios espinales y de los nervios del sistema nervioso vegetativo, presión y tensión en la arteria vertebral con irrigación sanguínea unilateralmente alterada, procesos inflamatorios crónicos en el área de las inserciones de los tendones musculares, estrés nitro-oxidativo y fatiga crónica son posibles consecuencias. Los pacientes afectados son especialmente propensos a las migrañas y dolores crónicos de cabeza. Dado que el sistema endocrino con sus glándulas hormonales está controlado por el sistema nervioso vegetativo, la irritación permanente de los nervios puede conducir a trastornos hormonales, especialmente de la glándula tiroides y los ovarios. Esto puede dificultar el embarazo. En cuanto se restablece la capacidad natural del cuerpo para regularse a sí mismo mediante la erradicación de los campos de interferencia del sistema nervioso vegetativo y la normalización de la respiración celular, nada se interpone en el camino del embarazo.

Caso 2: Toxinas bacterianas e histamina

Desde los 30 años de edad, una abogada de 48 años había sufrido casi diariamente dolores de cabeza de leves a moderados. Además, tenía de dos a tres ataques de migraña por semana que trataba con aspirina, paracetamol o triptanos. Sus tensiones en el hombro y el cuello se trataban regularmente con masajes y ejercicios, lo que solo reducía ligeramente sus síntomas. Debido a sus dolencias estaba sometida a una pesada carga psicológica y, por lo tanto, solo podía trabajar durante una hora seguida. Aparte de las aproximadamente tres infecciones de gripe por año, que ella trataba regularmente con antibióticos, no se conocían otras enfermedades. Tampoco sufría de alergias o intolerancias alimentarias. La flatulencia era un problema reincidente, pero nada comparable con el dolor de cabeza frecuente y severo que padecía. Fue examinada varias veces internamente, neurológicamente y ortopédicamente. Las dos estancias en clínicas de migraña no tuvieron ningún éxito. Sus dolencias permanecieron.

El análisis sanguíneo y el análisis de micronutrientes intracelulares mostraban resultados perfectamente normales. Los valores del híga- do estaban ligeramente elevados. Los valores de la tiroides así como los marcadores de inflamación estaban dentro del rango normal.

Debido a la flatulencia se realizó un análisis intestinal y un examen de la flora intestinal. Había una falta de enzimas digestivas (elastasa pancreática), una mayor proporción de grasa y proteína en las heces, un número mayor de bacterias coli, enterococos y clostridios, así como una menor proporción de lactobacilos. Además, sus heces mostraron un aumento significativo (12x) de niveles de histamina acompañados de un nivel de diamina oxidasa en el suero que estaba justo dentro del rango normal (DAO 11). En resumen, se trataba de un caso de dispepsia gastrointestinal. Esto significa que la grasa y las proteínas eran mal digeridas debido a la falta de enzimas digestivas, lo cual creó condiciones nutricionales óptimas y ventajas de propagación para las bacterias putrefactas formadoras de gas. En particular, *clostridium*, cuyo crecimiento fue favorecido por la administración frecuente de antibióticos, puede formar productos metabólicos venenosos. Estos deben ser descompuestos por el hígado. El cuerpo de la paciente se había inundado con productos de desecho bacteriano e histamina y se había envenenado. De ahí la flatulencia y la fuerte tensión en el hígado, que se confirmó con el aumento de los valores hepáticos.

 La inundación de toxinas bacterianas e histamina también provocó una alteración en el suministro de energía de las mitocondrias y, por lo tanto, una irritación del generador de migraña en el tronco encefálico. Se liberaron neuropéptidos y se irritó el nervio trigémino de los vasos cerebrales. Así, el desastre de la migraña siguió su curso.

Como primer paso del tratamiento, se prescribió una dieta baja en histamina y dos cápsulas de diamino oxidasa, una enzima que degrada la histamina, en cada comida. Dicha medida ya supuso un alivio. En el segundo paso, los clostridios se redujeron considerablemente con la administración de sustancias liberadoras de oxígeno durante dos semanas después de cada comida. La paciente también tomaba enzimas digestivas con cada comida. El tercer paso fue reconstruir una flora intestinal saludable mediante la administración de lactobacilos y bifidobacterias. Estas podían asentarse ahora en los sitios de las membranas mucosas que se habían liberado por el desplazamiento de los clostridios. Seis meses después del inicio de la rehabilitación intestinal, habían desaparecido tanto los dolores de cabeza crónicos como las migrañas.

Caso 3: Deficiencias de micronutrientes, inflamación intestinal e intolerancia alimentaria

Una chica de 17 años vino a mi consulta con su madre. Durante unos cuatro años había estado sufriendo cada vez más ataques de migraña, asma alérgica y neurodermatitis en la cara, el cuello y las flexuras de los codos. Ya sabía que tenía una alergia al polvo de la casa, así como alergia al polen. La chica usaba regularmente aerosoles de cortisona y cremas que contenían cortisona.

El análisis de micronutrientes intracelulares mostró una falta de zinc, selenio, vitamina B6 y vitamina D3. El examen de la flora intestinal reveló una deficiencia de bacterias coli, enterococos, bifidobacterias y lactobacterias, además de un aumento de los residuos proteicos y una reducción de la porción de almidón en las heces. La alfa-1-antitripsina, un marcador de inflamación y mala absorción de las membranas mucosas, era elevada. El aumento de los niveles de alfa-1-antitripsina y de IgA secretora en las heces hacía probable la intolerancia alimentaria. Por lo tanto, realicé un análisis de sangre de los 88 alimentos más importantes. Esto mostró un aumento drástico de los anticuerpos IgG4 contra el centeno, el trigo, la espelta y todos los productos lácteos. Todos los valores estaban elevados de 150 a 300 veces. El resto de la comida era tolerada casi en su totalidad.

El primer paso fue hacer una dieta sin gluten, así como la renuncia a todos los productos lácteos, excepto la mantequilla, que contiene pocas proteínas lácteas y mucha grasa láctea. El segundo fue un saneamiento de la mucosa intestinal permeable con preparados microbiológicos, aminoácidos y micronutrientes. Los procesos alérgicos disminuyeron, las áreas inflamatorias de la mucosa intestinal se cerraron y se restauró la función normal de barrera de la mucosa intestinal. El último ataque de migraña ocurrió cinco semanas después del inicio de la terapia. Después de eso no hubo más ataques de migraña. Como efectos secundarios, el tratamiento de la migraña curó completamente la neurodermatitis y la chica ya no necesitaba los aerosoles de cortisona para el asma.

Este caso muestra que los ataques de migraña también pueden desencadenarse por causas inmunológicas. Es interesante que la leche y los productos cereales no fueran tolerados. Esto se observa con mucha frecuencia y es probablemente debido al hecho de que, en decenas de miles de años en la Edad de Piedra, estos productos no eran un componente de la nutrición. Hace aproximadamente 5.000 años, el ser humano se empezó a alimentar de leche y cereales por primera vez y, obviamente, muchas personas aún no se han adaptado genéticamente a estos alimentos.

Otro aspecto, en este caso, es la conexión entre la colonización del intestino y las alteraciones del metabolismo cerebral. Si la flora intestinal sana es dañada por una mala nutrición, por antibióticos o productos químicos, como conservantes, entonces se forman mediadores inflamatorios, factor de necrosis tumoral alfa (TNF-α) y la interleucina 1 beta (IL-1 ß). Estos conducen a la destrucción y al aumento de la permeabilidad de la mucosa intestinal, lo cual permite que las sustancias nocivas entren en la sangre y en el cerebro sin obstáculos. Como consecuencia, se pueden producir inflamaciones neuronales en el cerebro, que a su vez pueden manifestarse como ataques de migraña.

Caso 4: Intolerancia a los carbohidratos

Una simpática secretaria de 23 años de edad con sobrepeso se presentó en mi consulta y me informó de un dolor de cabeza que padecía desde la primera infancia. En los últimos años, los ataques de migraña se habían vuelto cada vez más frecuentes, especialmente los fines de semana y durante los períodos de relajación después del estrés. A menudo se despertaba con migraña por la mañana. Cuando se le preguntó sobre sus hábitos alimenticios, resultó que o bien comía un panecillo de crema de chocolate para el desayuno o bien no comía en absoluto debido a la falta de tiempo. Al mediodía solía comer pasta con ketchup o pizza, pasteles y un refresco en la cantina. Por la noche solía hacer sándwiches de queso o poner una pizza, lista para servir, en el horno. Como a menudo tenía antojos de dulces entre comidas, las barras de chocolate y los caramelos eran sus compañeros habituales, y los consumía de acuerdo a sus deseos. Prescindía de la mantequilla porque asumió que era perjudicial para su figura. En vez de eso, prefería la margarina dietética para untar en el pan. En general, trataba de comer una dieta baja en grasa y baja en carne y optaba por comer más carbohidratos. Una o dos horas después de las comidas se sentía cansada o notaba una inquietud interna. A menudo también estaba deprimida. Además, tenía una gran sensibilidad a los cambios del tiempo.

Las intolerancias alimentarias en forma de reacciones de los anticuerpos contra las proteínas alimentarias no estaban presentes en la paciente. No había tenido accidentes en el pasado y el examen osteopático no fue decisivo. Le expliqué que sus hábitos alimenticios, su peso corporal y sus síntomas de dolores de cabeza sugerían una fuerte intolerancia a los carbohidratos.

Para entender este fenómeno, hacemos un breve viaje a la Edad de Piedra. Hasta hace unos 5.000 años, los cazadores y recolectores se alimentaban principalmente de carne, grasa, pescado, raíces, bayas, etc. No había cereales ni azúcar refinada y, por lo tanto, no había carbohidratos de combustión rápida. Si una persona de este tipo, genéticamente hablando, consume de repente azúcar o cereales sin comer suficientes grasas al mismo tiempo, el nivel de azúcar en la sangre sube muy rápidamente y vuelve a bajar con la misma rapidez.

En previsión de un nivel alto y sostenido de azúcar en la sangre, se liberan enormes cantidades de insulina para descomponer el azúcar. El resultado es hipoglucemia, porque el nivel de azúcar en la sangre cae por debajo del nivel inicial. En el tronco encefálico existe un centro de control y medición que garantiza que los valores sanguíneos básicos y vitales, como el contenido de oxígeno, el nivel de azúcar en sangre y la cantidad de líquido se mantengan dentro de ciertos límites. Si el nivel de azúcar en sangre desciende bruscamente, se activa una alarma en este centro. Esto activa el generador de migraña en el tronco encefálico y en el nervio trigémino y puede provocar cambios en el diámetro de los vasos sanguineos cerebrales. Como consecuencia, se puede desencadenar un ataque de migraña. Dicho proceso tiene lugar principalmente los fines de semana y en las fases de relajación después del estrés, ya que en estas fases el nivel de cortisona, que mantiene el nivel de azúcar en la sangre alto en los momentos de estrés, cae bruscamente.

No fue fácil cambiar por completo los hábitos alimenticios de la paciente. Debería comer grasas buenas como mantequilla, nata y aceites vegetales y evitar los dulces procesados, así como los periodos de hipoglucemia. Sus esfuerzos pronto se vieron recompensados por intervalos cada vez más largos sin migrañas, y después de cuatro meses, logré que la paciente se librara completamente de las migrañas.

Caso 5: Bloqueos vertebrales y otras disfunciones

Una enfermera geriátrica de 26 años vino desesperada a mi consultorio. Había estado sufriendo de ataques de migraña de intensidad y frecuencia crecientes durante nueve años. De hecho, había aceptado estos largos años con migraña con resignación. Durante varios meses los ataques fueron precedidos por un aura con alteraciones visuales repentinas y una pérdida completa de la visión durante varios minutos. Esto afectó gravemente su capacidad para conducir. Decidió buscar ayuda en Internet y se encontró con mi página web. Le expliqué mi concepto de tratamiento y el hecho de que después de 10 a 20 sesiones, el 75% de mis pacientes se curan permanentemente de su migraña. Otro 10% tiene ataques solo en raras ocasiones, y son significativamente más cortos y menos intensos.

Como de costumbre, después de estudiar los antecedentes médicos y antes del examen osteopático, le sugerí que hiciera algunos análisis de laboratorio. Lo rechazó por razones de costes y porque estaba convencida de que, en realidad, la migraña tenía que ver con las tensiones en sus hombros y cuello. Así que tras el examen de antecedentes médicos, procedí con el examen osteopático. Noté una diferencia en la longitud de las piernas de la paciente debido a la oblicuidad pélvica. Su pierna izquierda era más corta. Como resultado, la segunda vértebra cervical (axis) se desplazó hacia la izquierda y giró hacia la derecha. La primera vértebra cervical (atlas) se desplazó hacia la derecha, se giró y se inclinó hacia abajo. Además, había miogelosis y varios bloqueos vertebrales en la zona de las vertebras torácicas superior y media, fuerte tensión muscular y distorsiones fasciales en la zona del músculo trapecio, así como en el músculo elevador del omóplato. En el área de los huesos del cráneo encontré un patrón de tensión craneosacral y el diafragma mostró movilidad reducida.

Traté y liberé todos los patrones de tensión, así como la obstrucción de las vértebras altas cervicales con técnicas osteopáticas suaves y le pedí a la paciente que volviera dos semanas después.

Dos días antes de la segunda cita, la canceló argumentando problemas económicos.

También quería esperar a ver los resultados de la primera sesión. Después de todo, no había tenido migraña en los últimos doce días. Ella no respondió a mi objeción de que era muy improbable que la migraña fuera eliminada de forma permanentemente con una sola sesión y que yo le ofrecía la posibilidad de pagar el tratamiento a plazos. Muy a mi pesar pensé que había abandonado la terapia. Tres años después me llamó inesperadamente y me pidió que examinase a su marido por un problema de salud. Me contó que ella misma había sido tratada por mí, hacía mucho tiempo y había quedado muy satisfecha con el tratamiento. A pesar del largo tiempo, inmediatamente me acordé de ella por su llamativo nombre y le pregunté sobre su migraña. Ella me dijo, muy satisfecha, que no había sufrido migraña desde mi tratamiento. Me quedé muy sorprendido y le agradecí su información, aunque llegase un poco tarde. Desde entonces he sabido que, a veces, incluso una sola liberación de tensión y bloqueos puede hacer que el cuerpo vuelva a estar equilibrado, de modo que el mismo compense el estrés restante.

 Mi hipótesis es que la diferencia en la longitud de las piernas, asociada con la oblicuidad pélvica, provocó que la primera y segunda vértebra cervical se desplazaran, se torcieran y se bloquearan. El bloqueo de las dos primeras vértebras cervicales provocó una irritación de los nervios del borde superior. Esto también irritó el ganglio cervical superior y el nervio trigémino. Esto, a su vez, influyó en el control del flujo sanguíneo a los vasos cerebrales y desencadenó el estrés nitro-oxidativo y el dolor. Normalmente tengo de entre 10 a 20 sesiones de tratamiento en diferentes niveles. Hasta que la migraña se haya curado completamente, el éxito de la terapia no siempre es tan claramente atribuible a una causa, como en este caso.

Caso 6: Deshidratación

Me encontré con la siguiente causa de migraña a través de un paciente de 45 años de edad que vino a mi consultorio para que le tratara del dolor de espalda. Siguiendo el procedimiento habitual, le pregunté si también sufría de dolor de cabeza o migraña. Había tenido migraña hasta hacía 15 años. Desde entonces, nunca más. Cuando le pregunté cómo se había liberado de su migraña, me contestó que bebía medio litro de agua por la mañana después de levantarse. Un amigo le había dado este consejo que le había ayudado. Desde entonces no ha vuelto a tener migraña.

Tuve este caso en mente con una de mis pacientes; una economista de 31 años, con unos análisis de laboratorio irrelevantes, a la que había tratado diez veces osteopáticamente y que, pese a haber aplicado la terapia neural, continuaba sufriendo ataques de migraña semanales.

La paciente tuvo que viajar a China durante tres meses por motivos de trabajo. Me sentí un poco descontento por la interrupción del tratamiento al observar que el efecto curativo se vería perjudicado. Acordamos continuar el tratamiento después de su regreso. Le aconsejé que bebiera al menos dos litros de agua a lo largo del día, teniendo en cuenta su peso de cincuenta kilogramos. Debía beber medio litro de agua por la mañana después de levantarse. Después de los tres meses, llegó radiante a la cita acordada e informó que había probado el consejo de beber agua. En el primer mes, a veces lo había cumplido y a veces no. En su diario de migraña, encontró que los ataques de migraña ocurrían solo en los días en que había bebido poco. Desde el segundo mes en adelante, ella bebió constantemente suficiente agua todos los días de acuerdo a sus instrucciones. Desde entonces, no ha tenido ni rastro de migraña ni de dolores de cabeza. Ni siquiera con el cambio climático, lo que siempre había sido un motivo de migraña.

En el tronco cerebral hay una estación de medición que hace sonar la alarma cuando las funciones corporales básicas y vitales están en peligro. Si el nivel de líquido, el contenido de oxígeno o el nivel de azúcar en sangre baja, esto parece desencadenar una activación del generador de migraña en personas que están genéticamente predispuestas o en las que tienen el vaso lleno de otras causas.

Caso 7: Cicatriz en la frente como campo de interferencia

En los comienzos de los tratamientos contra la migraña, una madre vino a mi consulta con su hijo de 10 años. Por lo menos dos veces a la semana el niño tenía que regresar a casa de la escuela debido a los ataques de migraña. Todo comenzó seis meses antes, con un accidente con el monopatín. Se había caído y desde entonces tenía una cicatriz de unos 5 cm de largo en la frente. Durante las vacaciones escolares no tuvo migraña durante seis semanas. Por lo tanto, su madre asumió que que era una coincidencia el hecho de que la migraña apareciera por primera vez dos semanas después de la caída.

Mi sugerencia de actuar sobre la cicatriz suprimiendo terapéutica- mente el campo potencial de perturbación mediante la inyección de procaína no fue muy bien recibida por la madre. No contri- buyó a ello ver la reacción del niño aterrorizado al pensar en la inyección en la frente. Lo traté varias veces osteopáticamente y con acupuntura láser, pero ni la frecuencia ni la intensidad de los ataques de migraña mejoraron. En ese momento pude convencer a la familia de que era necesario neutralizar la cicatriz. La madre dijo que no podía ser la cicatriz, pues ya la tenía durante las vaca- ciones, y a pesar de esto no había padecido migraña. Sin embargo, estuvo de acuerdo en intentarlo. Preparé la cicatriz con una crema analgésica. El niño apretó valientemente los dientes con lágrimas mientras yo le inyectaba en la cicatriz. El niño estuvo libre de migrañas durante dos meses. Después de otra crisis repetimos el tratamiento inmediatamente. Posteriormente no hubo más crisis, como me confirmó la madre nueve meses después. El campo de interferencia de la cicatriz se extinguió.

¿Cuál es la explicación de que el niño no tuviera migraña durante las vacaciones escolares, a pesar del campo de interferencia de la cicatriz? La explicación la ofrece de nuevo el modelo del vaso anteriormente mencionado. Si el vaso de las causas añadidas amenaza con desbordarse, ocasiona una crisis de migraña. Mientras el vaso esté medio lleno, no pasa nada. El cuerpo tiene la maravillosa habilidad de compensar. Sin embargo, si el vaso está lleno, incluso una pequeña cosa, como un cambio en el clima, es suficiente para que se desborde. Al vaciar el vaso, no importa si tocamos el volumen en la parte superior o en la inferior. Si está medio vacío, el cuerpo vuelve a compensar la carga sin problemas. El estrés de la escuela obviamente llenó la mitad del vaso. El campo de interferencia adicional de la cicatriz en la frente en el área de la primera rama del nervio trigémino, que tiene un papel importante en la migraña de todos modos, llenó la otra mitad. Durante las vacaciones, el campo de perturbación de la cicatriz por sí solo no era suficiente para llenar el vaso, por lo que no se produjo ninguna migraña a pesar de la cicatriz. Esta es también la explicación de que a veces diferentes terapeutas, con diferentes tratamientos terapéuticos, pueden llegar a un mismo resultado.

Caso 8: Campo de interferencia en las amígdalas

Una secretaria de 27 años, muy menuda, ha permanecido en mi memoria desde el comienzo de mis tratamientos terapéuticos neurales. Había sufrido migraña desde que tenía 14 años. Los ataques se producían aproximadamente cada semana, duraban dos días y estaban acompañados de náuseas, vómitos y sensibilidad a la luz. Ella sufría de amigdalitis una o dos veces al año. Su trabajo le producía estrés debido a una situación de acoso laboral. Los triptanes la habían ayudado inicialmente. Entre tanto, no había diferencia entre tomar la medicación o no.

Su columna vertebral parecía normal, al igual que su estómago. Los músculos del hombro y del cuello estaban muy duros, especialmente en el área del músculo trapecio. Solo podía girar la cabeza hacia la izquierda y la derecha hasta cierto punto. Al alcanzar un ángulo de cuarenta y cinco grados se detenía. Normalmente debería ser posible girar la cabeza unos noventa grados desde el centro en cualquier dirección. La solución osteopática de las estructuras musculares y del tejido conjuntivo endurecido en el cuello y los hombros, así como la mejora del drenaje venoso y linfático en la transición de la cabeza al cuello y en la abertura superior del tórax, tuvo un efecto positivo: hizo que la paciente pudiera volver a girar la cabeza después de la primera sesión y tuviera una agradable sensación de ligereza en esa zona. En sus propias palabras, sentía como si alguien le hubiera quitado un saco de arena de los hombros. Planeamos la siguiente sesión una semana después y esperábamos que el tratamiento evitara al menos el próximo ataque de migraña. Pero esto no ocurrió. El siguiente ataque lo tuvo cuatro días después, exactamente a la hora esperada, impasible ante el nuevo estado de relajación. La exploración, en la segunda cita, mostró de nuevo una limitación de la capacidad de giro de la cabeza. No tan drásticamente como la primera vez, pero clara. Y esto a pesar de que la paciente estaba de vacaciones. Por lo tanto, no se podía atribuir esta tensión a su estrés profesional, como sería el caso de una secretaria, a través de la creciente necesidad de habilidades de motricidad fina en el ordenador y la tensión asociada a la musculatura del hombro y cuello. Entonces, ¿qué fue lo que desencadenó la tensión de nuevo en una semana?

 Tensiones dolorosas en la zona del músculo trapecio se pueden proyectar desde otras regiones del cuerpo, principalmente de tres maneras. En primer lugar, a través del nervio frénico, que transmite información sobre cualquier perturbación desde la cavidad abdominal superior hacia el área central, en la zona de las vértebras cervicales tercera a quinta, y desde allí la proyecta a las fibras nerviosas sensibles de la piel y los músculos del hombro que vienen de allí. En segundo lugar, a través de los reflejos viscero-somáticos del tórax y de los órganos abdominales. En los asmáticos, por ejemplo, siempre se encuentra una musculatura tensa en el hombro y el cuello. En tercer lugar, a través de una irritación de las amígdalas, que son suministradas por una pequeña rama del nervio glosofaríngeo, que, a su vez, está estrechamente conectado con el nervio accesorio, a través del cual se transmite la orden de tensar el músculo trapecio.

Dado que los órganos torácicos y la cavidad abdominal de la paciente eran normales desde el punto de vista osteopático, era obvia la necesidad de actuar sobre las amígdalas, que, como se comprobó en la entrevista sobre su historial médico, se veían afectadas por inflamaciones frecuentes, neutralizándolas mediante terapia neural. Decidí inyectar procaína en las dos amígdalas palatinas y en la amígdala faríngea situada en el centro detrás del paladar blando. Esta vez, para nuestro deleite, la siguiente migraña semanal no apareció, sino que llegó dos semanas después. Un primer rayo de esperanza, puesto que se rompió el rígido programa semanal de crisis. Inyecté las tres amígdalas tres veces más a intervalos cada vez mayores. Después de eso, no hubo más migraña. La paciente me lo confirmó por última vez dos años después del final del tratamiento.

Caso 9: Estrés nitro-oxidativo y medicamentos para reducir el colesterol

Hace 25 años, un profesor francés de 45 años tuvo un accidente grave con la moto y chocó de frente con un coche. Desde entonces, había sufrido ataques de migraña a intervalos de una a dos semanas, episodios que se habían hecho más frecuentes y prolongados en los últimos años. Después de haber tenido cuatro ataques extremadamente graves de dos días de duración cada uno, con trastornos visuales y vómitos en un corto plazo de dos semanas, decidió buscar ayuda en Internet. Así es como se encontró con mi consulta. En el pasado, ya había sido tratado varias veces por varios osteópatas. Esto le proporcionó un alivio temporal, pero no una mejora duradera. Hacía ocho años, su médico de familia le dijo que tenía un nivel alto de colesterol. Por lo tanto, tuvo que empezar tomar medicamentos para reducir el colesterol (estatinas) y le dijeron que era de por vida. Al menos hasta que llegó a mi consulta.

Después de conocer su historial médico, hice, como de costumbre, los análisis de laboratorio habituales. Me interesaba sobre todo si el estrés nitro-oxidativo, el estrés oxidativo y la deficiencia de vitamina B12 estaban presentes debido al latigazo cervical. Pero también su perfil de colesterol y especialmente el nivel de LDL oxidado eran importantes para mí. Durante el examen osteopático, aparte de una musculatura tensa en el hombro y el cuello, una movilidad limitada del sacro y unas pocas vértebras cervicales dolorosas por presión, no hubo anormalidades dramáticas que pudieran justificar la migraña. Como era de esperar, encontramos estrés nitro-oxidativo muy alto, una severa deficiencia intracelular de vitamina B12, B2, B3 y coenzima Q10. Su nivel de colesterol estaba alrededor de un 30% por encima de lo normal, al igual que su nivel de LDL. Fue interesante notar que el nivel de LDL oxidado estaba completamente dentro del rango normal. Le recomendé al paciente que se inyectara altas dosis de vitamina B12 (1mg/día) diariamente durante una semana y que luego pasara a intervalos de tres días. También le aconsejé encarecidamente que dejara de tomar su medicación para reducir el colesterol y que tomara altas dosis de coenzima Q10, vitaminas B2 y B3, vitamina C y otros antioxidantes.

Cinco semanas después de haberle dado al paciente estas recomendaciones, llegó de Francia para la siguiente cita. Informó que se sentía mucho mejor. En las últimas cinco semanas solo había tenido dos episodios de migraña leves, pero había sido capaz de reducirlos en media hora con una inyección de vitamina B12. El paciente fue tratado varias veces más. Después de los éxitos iniciales, aceptó que las partes dolorosas de la columna cervical se inyectaran neural-terapéuticamente con anestésicos locales. Después de 15 tratamientos no hubo más ataques de migraña y decidimos detener el tratamiento hasta nuevo aviso ya que el viaje desde Francia era muy costoso para el paciente. Seis meses después del final del tratamiento el paciente me confirmó que no había tenido un ataque de migraña desde entonces. Continuó inyectándose vitamina B12, también siguió tomando antioxidantes una vez por semana y dejó de tomar medicamentos para reducir el colesterol.

¿Qué había pasado? Al igual que el paciente descrito en el caso 8, el profesor sufría de estrés nitro-oxidativo y deficiencia de vitamina B12 en las células de su cuerpo, como resultado de un traumatismo por latigazo cervical. La situación empeoró con la ingesta de estatinas para reducir el colesterol. Estas afectan a las centrales energéticas de nuestras células, las mitocondrias, al destruir la coenzima Q10, sin mencionar los procesos de destrucción causados por el estrés nitro-oxidativo (referencia bibliográfica 27). Debido al estrés nitro-oxidativo y a los reductores del colesterol, había surgido un problema generalizado de respiración celular. El paciente vivía como en una bolsa de plástico. Esto a su vez disparó la alarma por deficiencia de oxígeno en el tronco encefálico y, por lo tanto, activó el generador de migraña.

El lector atento podría preguntarse si no era irresponsable simplemente dejar de tomar el medicamento para reducir el colesterol. ¿No había expuesto al pobre hombre al alto riesgo de desarrollar arteriosclerosis, ataque cardíaco y derrame cerebral? Aquí respondo con un claro "No".

De acuerdo con las últimas investigaciones, el valor del colesterol total y la fracción total de LDL se han sobreestimado significativamente, puesto que las peligrosas placas que cierran lentamente los vasos se forman a partir de LDL oxidadas. Sin embargo, el nivel de LDL oxidado en el caso de este paciente estaba completamente dentro del rango normal y permaneció así incluso después de la suspensión de los fármacos reductores del colesterol. Hay personas que genéticamente tienen niveles de colesterol muy altos y a pesar de ello pueden tener una salud óptima e incluso sobrepasar los 90 años de edad. En este punto me gustaría citar al neurólogo Dr. Perlmutter (recomendación bibliográfica 22). En su libro *Cerebro de pan* escribe: "Puesto que el colesterol es tan importante para un cerebro sano, como muchos de mis colegas, soy de la opinión de que las estatinas, que son vendidas como panacea, para reducir el colesterol, que consumen innumerables humanos, podrían empeorar los problemas cerebrales e incitar otras enfermedades". Estos medicamentos también tienen muchos otros efectos secundarios peligrosos. La mejor manerade reducir eficazmente estas placas, y sin efectos secundarios, es tomar altas dosis de antioxidantes como la vitamina C, la coenzima Q10, el ácido alfa-lipoico, el glutatión, la melatonina, etc. En este y otros pacientes con deficiencia de coenzima Q10, logré los mejores resultados medibles de tratamiento con un preparado que contiene ubiquitol fundido en gotas ultrapequeñas, que se absorben rápida y eficazmente a través de la mucosa oral. El ubiquinol es la forma más soluble en agua de la coenzima Q10 y, por lo tanto, es tres veces mejor absorbido por el cuerpo que la ubiquinona. Con algunos preparados, que son considerablemente más baratos, no pude notar ninguna mejora significativa del nivel de coenzima Q10 en la sangre.

Caso 10: Estrés nitro-oxidativo y bloqueo de las vértebras cervicales después de caer por las escaleras

Una vendedora de 52 años de edad, muy delgada, dijo que sufría de dolores de cabeza o migrañas casi todos los días desde que se cayó de cabeza por las escaleras del sótano hacía tres años, momento en el que se golpeó en la barbilla. Le expliqué que podría tener una inestabilidad en la columna cervical. Esto podría ser la causa de la aparición de estrés nitro-oxidativo. Rechazó mi sugerencia de realizar al menos una prueba de estrés nitro-oxidativo, ya que no tenía seguro privado y los costes de laboratorio de unos 100 euros le parecían demasiado. También quería irse de vacaciones al día siguiente. En estos casos sugiero el método "ir directos al grano". Le aconsejé que se inyectara 1 mg de vitamina B12 diariamente durante una semana y que luego redujera la dosis a una o dos inyecciones por semana.

Durante el examen osteopático descubrí dos vértebras cervicales y dos vértebras torácicas bloqueadas que inmediatamente liberé.

Después de este tratamiento, le deseé unas buenas vacaciones. Seis semanas más tarde regresó y me comunicó que durante la primera semana en la que se había inyectado 1mg de vitamina B12 diariamente, no tuvo ni dolores de cabeza ni migrañas. Había tratado de pincharse en intervalos más largos, pero inmediatamente tuvo migraña de nuevo. Por lo tanto, se inyectó 1 mg de vitamina B12 diariamente durante seis semanas completas. No hubo migraña durante esta terapia. Tenía curiosidad por ver cómo el nivel intracelular de vitamina B12, que se mide indirectamente a través del ácido metilmalónico en la orina, se había desarrollado durante seis semanas de terapia con vitamina B12, que se incrementaba mil veces al día. Por lo tanto, realizamos un análisis de orina. Para mi gran sorpresa, el resultado fue un nivel de vitamina B12 intracelular ligeramente elevado. Debido a la inestabilidad de su columna cervical, la paciente tenía un estrés nitro-oxidativo tan severo que consumía mil veces la dosis diaria normal de vitamina B12 para compensarlo y no tener migrañas.

Dado que es desagradable tener que ponerse una inyección diaria de por vida en el estómago o en la nalga, tratamos de cambiar a pastillas de vitamina B12. Le prescribí pastillas de ciancobalamina (1mg), dos al día para dejar diluir debajo de la lengua. El resultado fue, lamentablemente, negativo. La paciente tuvo un ataque de migraña como si no hubiera tomado vitamina B12.

Parece ser que en algunos pacientes la vitamina B12 administrada por vía oral solo es absorbida por las células en una pequeña dosis. Tampoco hay que olvidar que la vitamina B12 tiene que pasar a través de tres membranas para poder realizar su trabajo en las mitocondrias: primero a través de la membrana celular y después a través de las dos membranas mitocondriales. Para que esto tenga éxito, se requiere un nivel muy alto en la sangre, que a veces no se logra con las pastillas. Mientras tanto, sin embargo, he tenido buena experiencia con las cápsulas de vitamina B12, que contienen vitamina B12 en forma de metilcobalamina (500mcg) en combinación con vitamina B6, ácido fólico y biotina. Con estas cápsulas se consigue una muy buena absorción mediante la combinación de las cuatro vitaminas, por lo que con la administración diaria suele alcanzar un nivel de vitamina B12 intracelular satisfactorio. La vitamina B12 no puede ser sobredosificada, ya que es soluble en agua y es excretada por los riñones después de 24 a 36 horas, dependiendo del preparado.

Caso 11: Estrés nitro-oxidativo y disfunción osteopática después de una lesión por latigazo cervical

 Desde una colisión por detrás con el coche, que había ocurrido hacía diez años, una trabajadora social de 50 años de edad no solo sufría de migraña, sino también padecía dolores de cabeza crónicos, dolor de hombro y cuello, tinnitus, arritmias cardíacas, bloqueos vertebrales, dolor de espalda, movimientos restringidos, sensación de hormigueo (parestesia) en el brazo derecho, trastornos recurrentes de la deglución y fatiga crónica.

 Durante el examen osteopático me llamó la atención una pronunciada miogelosis en la zona de los músculos de los hombros y del cuello, en particular el músculo trapecio, el músculo elevador del omóplato, los músculos hioideos o músculos de la lengua, los músculos cortos del cuello y los músculos del tórax. Los bloqueos vertebrales recurrentes en la columna cervical y en la parte superior de la columna torácica complementaron los síntomas. La movilización de las articulaciones de las cervicales altas causaba náuseas a la paciente. Las apófisis espinosas doloridas por la presión en la columna cervical y en la columna torácica indicaban procesos inflamatorios e irritación de los nervios del área del tronco simpático.

Traté a la paciente osteopáticamente e inyecté anestésicos locales en la columna cervical y torácica (bloqueos selectivos de receptores). Para neutralizar el estrés nitro-oxidativo asociado a la lesión por latigazo cervical, también inyecté regularmente altas dosis de vitamina B12. La paciente mejoró continuamente dentro de los siete meses de tratamiento semanal hasta que la migraña finalmente se detuvo por completo.

 ¿Cuáles fueron las causas del sufrimiento de esta paciente? El sobreesfuerzo de las estructuras entre la mandíbula y el hueso hioides, los ligamentos vertebrales cervicales y la compresión de otras estructuras habían provocado una sintomatología compleja.

La inestabilidad de la columna cervical irrita las ramas nerviosas (ramas meníngeas), que se extienden desde los tres segmentos superiores de las vértebras cervicales hasta las meninges del cráneo posterior y mantienen una conexión con el nervio trigémino, así como con el centro de conmutación superior del sistema nervioso vegetativo (ganglion cervicale superius). Esto puede provocar dolores de cabeza crónicos. Además, hubo bloqueos vertebrales compensatorios y recurrentes, especialmente en el área de la columna cervical inferior, la columna torácica superior y la transición entre la columna cervical y el tórax, con restricciones de movimiento, irritación de la raíz y parestesia en el brazo derecho.

La musculatura tensa del hombro y cuello, causada por la irritación de los segmentos de la columna cervical C3-C5 con irritación del núcleo espinoso del nervio trigémino en esta área, contribuyó a una intensificación de los síntomas del dolor de cabeza. La compresión del esternón, tórax y corazón afectó a la columna torácica. El desplazamiento de la tensión de tracción en la zona de la cadena de la fascia muscular anterior y posterior provocó sensaciones de tensión. En el área de los segmentos vertebrales cervicales inestables, se produjo un aumento del monóxido de nitrógeno, lo que llevó a una insuficiencia mitocondrial y al estado de agotamiento asociado. El estrés nitro-oxidativo causado por el óxido nítrico provocó un déficit energético extremo al inhibir la función mitocondrial y el ciclo del citrato, así como un deterioro de importantes procesos metabólicos.

Caso 12: Puntos detonantes del trapecio

En mis primeros tiempos como terapeuta de migrañas, una niña de 11 años vino a mi consulta con su madre. En ese momento solo trabajaba con acupuntura y acupuntura láser. Aún no había descubierto para mí y para mis pacientes los otros pilares que me proporcionarían una terapia exitosa contra la migraña. En aquel tiempo no podía curar la migraña permanentemente en el 75% de los casos, sino solo en un 20%. La niña años de edad.

Como la niña tenía miedo de las agujas, solo quedaba la alternativa de la acupuntura láser para el tratamiento. Traté el meridiano del hígado y la vesícula biliar con acupuntura láser después del historial médico conforme la medicina china tradicional. Además, utilicé la acupuntura láser para tratar los puntos gatillo en las fibras musculares endurecidas del hombro, especialmente el músculo trapecio y el músculo elevador del omóplato. Los puntos gatillo son nudos endurecidos y palpables en fibras musculares contraídas que transmiten una pronunciada sensación de tensión en el músculo. Los puntos gatillo se pueden manipular manualmente uno por uno para descontracturarlos, lo cual es muy doloroso, o usar una aguja de acupuntura más larga como método más rápido y más completo. Las contracciones musculares son perceptibles para la persona que las trata y para el paciente. Para mi sorpresa, fui capaz de descontracurar los puntos gatillo, incluso sin aguja, solo con el rayo láser y una ligera presión. Por lo general, esto solo es posible con una aguja. Traté a la niña diez veces en tres meses. No se produjeron más ataques de migraña después de los primeros cuatro tratamientos.

Es una lástima pensar que nunca sabré cuál habría sido el resultado si únicamente hubiera utilizado uno de los dos métodos, el láser en los meridianos de energía chinos o el láser en los puntos gatillo. La combinación de los métodos terapéuticos es, en última instancia, un problema científico que tengo hoy en día y es más agudo que entonces, a pesar de tener un conocimiento mucho más profundo de la migraña. Como actualmente suelo combinar varios métodos terapéuticos para lograr el éxito de la terapia lo más rápido posible, antes de que al paciente se le agote la paciencia, a menudo no puedo decir claramente cuál ha sido el método que más ha contribuido al éxito de la misma.

Caso 13: Dieta y estilo de vida poco saludables

Una chica de 17 años vino a mi consulta con su madre y me dijo que había tenido dolores de cabeza casi todos los días durante seis meses, dolores que se convertían en migrañas unas dos veces por semana. Los dolores de cabeza comenzaban generalmente a última hora de la mañana en la escuela y mejoraban al llegar la noche. Además, tenía problemas de concentración. La revisión de su historial médico ya mostró varias indicaciones posibles sobre las causas. La chica declaró que, con su peso corporal de cincuenta kilogramos, solo consumía medio litro de líquido. Por lo menos dos litros sería normal. Le recomendé cuarenta mililitros por kilogramo de peso corporal. Cuando le pregunté sobre sus hábitos alimenticios, me explicó que normalmente no desayunaba, comía una porción de patatas fritas, pasta o un sándwich a la hora del almuerzo alrededor de la 1h del mediodía, luego comía pizza, pasta o algo similar entre las 5h de la tarde y las 10h de la noche. Entre comidas bebía limonadas dulces, sin las cuales no podía vivir. Desde un evento traumático en el vecindario solo podía dormirse por la noche con luz. Normalmente se quedaba dormida frente al televisor.

Incluso sin formación médica, el lector atento se habrá dado cuenta de que esta forma de vida no puede ser saludable. Le expliqué a la joven que necesitaba urgentemente un cambio de estilo de vida y de hábitos alimentarios si quería deshacerse de sus dolores de cabeza. Al principio pensó que esto era una tontería. Pero como sufría de un fuerte dolor de cabeza, aceptó probar todos los cambios que le propuse, durante un mes. Después decidiría si mantener o no los cambios en función de cómo se sintiera. Le aconsejé que bebiera al menos dos litros de agua sin azúcar durante todo el día. Todas las mañanas, antes de ir a la escuela, era esencial tomar un desayuno rico en proteínas y grasas, con huevo, mantequilla, requesón o carne, un almuerzo similar al mediodía y una comida rica en grasas y baja en carbohidratos a última hora de la noche antes de acostarse.

Como no podía imaginarse quedarse dormida sin luz y sin televisión, le aconsejé que comprara un temporizador, que apagara la luz y la televisión al cabo de una hora. Le expliqué que una exploración más exhaustiva y posterior tratamiento solo tendría sentido después de esta fase de prueba. Concertamos la siguiente cita. Después de cuatro semanas, la paciente me explicó con una sonrisa que no había tenido dolor de cabeza ni migraña durante tres semanas.

¿Qué había pasado? La chica tenía malos hábitos con baja ingesta de líquidos y una dieta irregular, rica en carbohidratos y baja en contenido de grasa y proteínas, que disparaban constantemente una alarma en su tronco cerebral. El tronco encefálico controla si las sustancias vitales como el líquido y la glucosa están presentes en cantidades suficientes. Esto condujo a fuertes y constantes fluctuaciones en los niveles de azúcar en la sangre y en los niveles de líquidos. Como si estos dos factores no hubieran sido ya suficientes, ella forzaba su sistema nervioso en la noche con el sonido continuo y la luz de la televisión, causando así una gran disminución de la producción de melatonina. Hay estudios que muestran claramente que incluso una pequeña lamparilla en el dormitorio es suficiente para reducir en gran medida la producción de esta importante hormona del sueño. Dado que la melatonina cumple funciones cruciales, entre otras cosas también para la reducción de la histamina en el cuerpo, todo su cuerpo estaba afectado por esta sobreexposición a una situación de desorden. Esto probablemente habría sido suficiente por sí solo para causar dolores de cabeza y todo tipo de síntomas psicológicos.

Caso 14: Cicatriz en el coxis

Una estudiante de 26 años de edad sufría de ataques de migraña severos por lo menos una vez a la semana durante los últimos cuatro años. Los resultados del laboratorio fueron irrelevantes, y el examen osteopático no reveló ninguna anomalía importante que pudiera explicar los ataques. El historial médico mostró que las molestias aparecieron hacía unos cuatro años, al mismo tiempo que la fístula que tenía en el coxis. Esta fue cerrada quirúrgicamente nueve meses después de su descubrimiento. Después de la operación, la paciente inicialmente creyó que la migraña había desaparecido con la fístula, ya que no había tenido ataques de migraña durante seis meses. Pero poco después, la migraña volvió aún más violenta.

Primero pensé en el clásico campo de interferencia en el área de la cicatriz de aproximadamente 5 cm de largo en el pliegue anal por encima del coxis. La paciente aceptó infiltrarse procaína en la cicatriz. Mientras la inyectaba noté que el tejido de la cicatriz era extremadamente duro y solo podía introducir el contenido de la jeringa con una presión inusualmente alta. La paciente aguantó valientemente. Acordamos que me mantuviera informado semanalmente sobre el desarrollo de la situación. Durante las primeras cuatro semanas estuvo completamente libre de síntomas. Después de la quinta semana informó que todavía no tenía migraña, pero que tenía dolores de cabeza de nuevo. Tenía la sensación de que estaba a punto de tener su próxima migraña. Decidimos inyectar procaína de nuevo en la cicatriz del coxis. En la terapia neural es un fenómeno muy conocido que en el tratamiento de los campos de interferencia, como las cicatrices, a menudo empeoran los síntomas varias veces a intervalos cada vez mayores hasta que finalmente desaparecen. Para nuestra sorpresa, pero también decepción, dos días después de la segunda inyección tuvo otro ataque de migraña violento. Otra inyección poco después no pudo detener la migraña.

¿Qué se podía hacer? Había observado fenómenos similares en otros casos. Se elimina un campo de interferencia y se cree que la curación ya ha tenido lugar debido a la falta de síntomas de dolor de cabeza. Y de repente la migraña ataca de nuevo con toda su fuerza. Según mi experiencia, esto significa que ese paciente tiene otro campo de interferencia. Durante el examen de la espalda noté que seis lugares en el área del sacro eran dolorosos por presión. Inyecté anestésicos locales en una concreta dilución en los nervios sacros a través de las aberturas del sacro (foramen sacro). Lo repetí siete veces, inicialmente a intervalos semanales y luego cada vez a intervalos mayores. Esa era la solución. Después de eso la paciente quedó permanentemente libre de migraña y pudimos celebrar la curación. En estos casos, después de cuatro meses de la última migraña, pongo la tarjeta del paciente en un montón y tras un año compruebo el estado de las cosas. Por lo tanto, puedo decir que en casi todos los casos en los que los pacientes no tuvieron migraña durante cuatro meses, se puede asumir que la migraña se ha curado realmente. He experimentado solo muy pocas excepciones a esta regla en unos cientos de casos de migraña curada hasta ahora.

Caso 15: Conflicto de pareja

 El caso de esta paciente de 45 años fue como un rompecabezas. Hoy estoy agradecido por este caso porque me ayudó a entender mejor el modelo del vaso en relación a la migraña. Ella había estado sufriendo ataques de migraña severos que no podían ser detenidos por nada, una o dos veces a la semana durante ocho años, especialmente los fines de semana.

 Ni el historial médico ni el examen osteopático revelaron anomalías importantes. Los exámenes de laboratorio también fueron irrelevantes. La terapia neural ofreció algunas cicatrices y puntos de presión dolorosos en la parte superior de la columna torácica para inyectar. Traté a la paciente con acupuntura y terapia neural, resolví osteopáticamente algunas distensiones de la fascia y sugerí una dieta baja en carbohidratos. Pero todo fue en vano. Tenía sus ataques de migraña todas las semanas con buena regularidad, especialmente los fines de semana. Después de veinte sesiones hicimos balance. A pesar de todos nuestros esfuerzos, nada había cambiado ni en el patrón de migraña, ni en la frecuencia. Ninguno de los dos consideraba que tuviera sentido continuar con el tratamiento, por lo tanto lo finalizamos.

Recordé a uno de mis mejores profesores de osteopatía, Peter Blagrave, que tenía más de 70 años cuando me enseñó en Inglaterra. Como tenía tanta experiencia y su trabajo parecía tan riguroso e impecable, un colega le había preguntado si podía ayudar a cualquier paciente. Su respuesta fue: "El día que pueda ayudar a todos, me llamaré Dios". Así que tuve que aceptar que a pesar de todos mis esfuerzos, no podía ayudar a todo el mundo.

Un año después volví a ver a la paciente por casualidad en el centro de Stuttgart. Inmediatamente le pregunté cómo estaba y cómo iba su migraña. Sonriendo, ella contestó que no había tenido una migraña en medio año. Le pregunté incrédulo qué había hecho y si había sido tratada por otro especialista, del que quizás yo podría aprender algo.

No, se había separado de su novio, con quien había estado viviendo durante ocho años por razones económicas. Y no había tenido migraña desde entonces. En ese momento lo tuve claro. Sabía que para eliminar una migraña completamente tenía que vaciar al menos la mitad del vaso de las causas. Pero en este caso nunca podría vaciar la mitad del vaso de las causas de la migraña, incluso con los mejores métodos, porque el conflicto psicológico representaba más de la mitad del volumen del vaso. La paciente vivía con una persona a quien le hubiera gustado dejar, lo que no hizo por miedo a perder su estatus.

Desde entonces, he asumido que la mayoría de los pacientes a los que no puedo ayudar, tienen un grave conflicto psicológico sin resolver. Mientras tanto, he empezado a preguntar sobre ello ya en la primera entrevista sobre el historial médico. Sin embargo, soy de la opinión de que la explicación "psique" está en la gran mayoría de los casos sobrecargada por la ignorancia y la impotencia. El factor psique juega un papel importante en muchos casos como la guinda del pastel, aunque solo sea por la liberación de hormonas del estrés que influyen en el nivel de azúcar en la sangre y, por lo tanto, en el centro de control del tronco encefálico. No obstante, puedo asegurar que la psique solo juega un papel tan importante en menos del 20% de los casos, llevando al fracaso de todos los demás métodos de tratamiento. Si no fuera así, no podría erradicar completamente las migrañas en el 75% de los casos restantes con mis tratamientos.

Caso 16: Intolerancia a los carbohidratos e hipotiroidismo

 La paciente de 23 años de edad sufría desde la infancia de frecuentes dolores de cabeza. En los últimos años, estos se habían convertido en ataques de migraña cada vez más frecuentes. Cuando vino a mi consulta para que la tratara, tenía de ocho a diez ataques de migraña y que trataba con varios medicamentos para el corazón, la circulación y la mente. Entre ellos, fatiga e insomnio, nerviosismo, episodios depresivos, irritabilidad, mareos, debilidad, problemas de concentración, congestión nasal (especialmente por la noche), palpitaciones, taquicardia, ataques de pánico, pesadillas, desmayos ocasionales, temblores en las manos, visión borrosa ocasional, flatulencia, calambres abdominales, hormigueo frecuente en las manos, los pies y en las piernas, especialmente de noche.

 Ya durante los exámenes de laboratorio encontré pistas suficientemente sólidas para las causas de la migraña. Durante el examen osteopático diagnostiqué típicas hinchazones del tejido a lo largo de la columna cervical y torácica, sensibles al dolor por presión, como a menudo las había encontrado en pacientes con migraña. Por lo tanto, enfoqué el caso con mucho optimismo. Los resultados del laboratorio mostraron que los valores de la diamina oxidasa, una enzima que degrada la histamina, estaban considerablemente reducidos y, por lo tanto, era muy probable que tuviera una intolerancia a la histamina. La paciente también sufría de hipotiroidismo (disminución de la función de la tiroide) debido a una inflamación autoinmune de la tiroides (tiroiditis de Hashimoto). Por este motivo, había sido tratada con hormonas tiroideas durante los dos últimos años. Además, había estrés nitro-oxidativo con un aumento de la nitrotirosina y un aumento del ácido nitrofenilacético, es decir, una producción excesiva de óxido nítrico. Esto ocasionó una deficiencia de vitamina B12 en las células. Una pronunciada dominancia del estrógeno con deficiencia de progesterona completó el cuadro de mi investigación. En realidad, suficientes puntos de partida para un tratamiento exitoso. En primer lugar, le recomendé que siguiera una dieta baja en histamina, que tomase dos cápsulas de diaminoxidasa para las comidas ricas en histamina, que se inyectase vitamina B12 regularmente para equilibrar el estrés nitro-oxidativo y que aplicase una crema bioidéntica de progesterona dos veces al día en los antebrazos. Además, inyecté lidocaína en cierta dilución en los nervios de la columna cervical y torácica hasta que no encontré más puntos de presión dolorosos ni bloqueos del tronco simpático.

Con esto hubo una cierta mejora. Los ataques de migraña ya no ocurrieron de ocho a diez veces, sino solo de dos a cuatro veces al mes. A pesar de la reducción de la frecuencia, estaba insatisfecho. Mi objetivo es siempre borrar la migraña por completo. He visto con suficiente frecuencia que esto es básicamente posible. En el área psicológica no había conflictos importantes. El dentista confirmó que la paciente no tenía dientes muertos. Después de veinte sesiones habíamos llegado a un callejón sin salida. En algún lugar tenía que haber otra causa que llenara el vaso de las causas. Sabía que estaba bajo presión de tiempo. La paciente me dio algo más de tiempo –confiaba en mí debido a su mejoría. Pero estaba claro para mí que ella suspendería el tratamiento pronto si no había una mejoría duradera. Así que eché otro vistazo a la lista de todas sus quejas y síntomas y los estudié en detalle. La lista de síntomas era como una enumeración de los síntomas de un bajo nivel de glucosa en sangre (hipoglucemia), lo que ocurre una y otra vez con la intolerancia a los carbohidratos. Por lo tanto, le prescribí a la paciente la siguiente dieta radical y le pedí que aguantara por lo menos cuatro semanas y escribiera cómo le iba. Los alimentos estrictamente prohibidos por la intolerancia a los carbohidratos incluyen azúcar y dulces de cualquier tipo: dextrosa, sacarosa, maltosa, glucosa, fructosa, miel, jarabe, almidón, refrescos azucarados y también alcohol. Si tenía antojo de algo dulce, debía recurrir a la estevia. También están prohibidos los zumos de frutas, los frutos secos, los guisantes, las lentejas, las judías, las patatas, los cereales que contienen gluten, como el trigo, la espelta, el centeno y la cebada. Además, deben evitarse el maíz, el arroz, el pan, la pasta, los plátanos y las uvas. También es esencial prescindir de la cafeína. Esta dieta apenas libera insulina y sin insulina no hay hipoglucemia. También se debe tener cuidado en asegurar que se consuman suficientes grasas con las comidas para evitar fluctuaciones importantes en los niveles de azúcar en la sangre.

Diez días después del inicio de la dieta, el cuerpo de la paciente comenzó a recuperarse, lo que se tradujo en más energía y en una reducción significativa de los síntomas anteriores. Después de la primera semana no hubo más ataques de migraña. Después de cuatro semanas, la paciente intentó relajar la dieta cuidadosamente para ver su tolerancia, sin causar síntomas de nuevo. Inmediatamente volvió a tener dolores de cabeza, así como otros síntomas que habían desaparecido por completo durante la dieta. Motivada por este experimento, continuó con la dieta estricta y no tuvo más ataques de migraña. Después de seis meses, se las arregló para relajar un poco la dieta. Volvió a tomar cantidades más pequeñas de la comida prohibida. Esto no causó migrañas ni otros síntomas. Sin embargo, ella renunció completamente al azúcar. Como efectos secundarios de la dieta, perdió 8 kg y pudo dejar de tomar sus antidepresivos, sedantes, pastillas para dormir y antihipertensivos. Curiosamente, también fue capaz de reducir sus tabletas de hormona tiroidea a la mitad de la dosis y sus anticuerpos contra el tejido tiroideo se redujeron drásticamente.

 ¿Cómo se explica esto? La respuesta se encuentra en el libro del Dr. Datis Kharrazian *Schilddrusenunterfunktion und Hashimoto anders behandeln (Tratando el hipotiroidismo y Hashimoto de manera diferente)*: "Numerosos estudios de varios países ven una estrecha relación entre la intolerancia al gluten y la tiroiditis de Hashimoto. Dado que la estructura molecular del gluten es muy similar a la del tejido tiroideo, el problema podría ser causado por esta confusión. Además, hay una hipoglucemia reactiva en la cual el nivel de azúcar en la sangre cae repetidamente demasiado bajo en respuesta a los alimentos ricos en carbohidratos o a las omisiones de las comidas. La hipoglucemia está asociada con todas las formas de hipotiroidismo, pero la forma más común es causada por la disfunción de la glándula hipófisis (glándula pituitaria). La glándula pituitaria es responsable de controlar el sistema hormonal. Las fluctuaciones constantes de azúcar en la sangre fuerzan las glándulas suprarrenales y por lo tanto inhiben la glándula pituitaria, lo que afecta negativamente a la salud de la glándula tiroides."

Esta, junto con el estrés nitro-oxidativo y "la píldora", es probablemente la razón principal por la que ha habido una proporción tan alarmantemente alta de pacientes con hipotiroidismo en los últimos años. Estos también superan el promedio entre los que sufren migrañas. Con la hipoglucemia salta una alarma de deficiencia energética en el tronco encefálico y se activa el generador de migraña. Si las centrales energéticas de nuestras células, las mitocondrias, ya están predañadas por el estrés nitro-oxidativo o mitocondriopatías heredadas, la migraña es, por supuesto, mucho más fácil de desencadenar por la caída de azúcar en sangre. Desafortunadamente, muchos colegas no están familiarizados con estas conexiones, por lo que algunos médicos de familia sonríen a mis pacientes cuando informan sobre ellas. Me gustaria decirles al respecto una de las frases de uno de mis profesores: "Si te ríes de algo que no entiendes, estás a punto de perder la cabeza".

Caso 17: Estrés nitro-oxidativo después de un puñetazo

Un agente de policía de 24 años de edad se quejaba de que estaba sufriendo de migrañas durante unos tres años después de hacer ejercicio, especialmente después de correr o jugar al fútbol. Por lo demás, muy raramente. Hacía tres años que fue golpeado en la cara por un borracho mientras estaba de servicio. Desde aquel incidente, se sentía cansado, su rendimiento había disminuido y sufría de los ataques de migraña descritos.

En ese tiempo tenía tantos pacientes con estrés nitro-oxidativo que las alarmas sonaron inmediatamente. Todo indicaba una columna cervical inestable. El golpe pudo haber causado un latigazo cervical. Primero examiné la orina de la mañana en busca de estrés nitro-oxidativo. Y he aquí: inmediatamente encontré lo que estaba buscando. Tanto la citrulina, un subproducto de la producción de óxido nítrico en el cuerpo, como el ácido metilmalónico, un indicador de la deficiencia de vitamina B12 en las células del cuerpo, estaban muy elevados. La hipótesis de trabajo estrés nitro-oxidativo era, por tanto, correcta. En la columna cervical inestable, una cantidad particularmente alta de óxido nítrico fue liberada durante los impactos, como ocurre con la actividad deportiva. Le recomendé al paciente que se inyectara altas dosis de vitamina B12 todos los días durante una semana y que después se inyectara solo los días que hiciera deporte una ampolla de vitamina B12 (1,5 mg) unas horas antes del inicio de la actividad deportiva. Después de un mes debería ponerse en contacto conmigo de nuevo. Me llamó y quedó muy satisfecho. Siguió las instrucciones al pie de la letra y ya no tuvo ataques de migraña, ni siquiera después del deporte. Le pedí que continuara así y que se pusiera en contacto conmigo dentro de cinco meses a más tardar si no había tenido ataques de migraña antes. Después de los cinco meses pudo constatar que no tenía más ataques de migraña con el tratamiento mencionado.

En este caso no se puede hablar realmente de curación, ya que la columna cervical inestable sigue existiendo y produce una mayor cantidad de óxido nítrico, pero al menos las consecuencias dañinas del estrés por nitratos fueron neutralizadas por el tratamiento con altas dosis de vitamina B12, el antagonista natural del óxido nítrico. El paciente ya no necesitaba ningún medicamento para el dolor y tenía una calidad de vida significativamente mejor. En el capítulo "Columna cervical y estrés nitro-oxidativo" explicaré detalladamente estas conexiones. Para poder prescindir a largo plazo de las inyecciones de vitamina B12, habría sido necesario estabilizar la columna vertebral cervical. Ya sea quirúrgicamente, como describe el Dr. Kuklinski en su libro *Das HWS-Trauma (El traumatismo en la columna cervical)*, o con otros métodos que aún no han sido probados, como la terapia de proliferación, en la que se inyecta una solución de glucosa en las estructuras inestables de los ligamentos con el fin de fortalecerlas. Sin embargo, no tengo experiencia con estos métodos.

Caso 18: Caída que afecta al coxis

 Un niño de 13 años vino a mi consulta con su madre. Hacía dos años se había caído de un cerezo al suelo a tres metros de altura y luego quedó inconsciente boca arriba durante veinte minutos. Desde entonces, había sufrido dolores de cabeza de leves a moderados, cuatro al mes, que culminaban en un violento ataque de migraña de dos días. Además, había dolor de espalda permanente en la columna lumbar. Apenas respondía a los medicamentos para el dolor. Ya había ido doce veces a un colega osteópata, pero esto no le había aportado ninguna mejoría en sus síntomas. Cuando le pregunté qué había hecho su colega, me enteré de que había trabajado exclusivamente con las manos en la cabeza debido al dolor de cabeza. Además, para mi sorpresa, no había considerado necesario dejar que el niño se desnudara. Esto es algo inusual, pues es precisamente una característica especial de la osteopatía ver al ser humano como un todo con todas sus conexiones funcionales y anatómicas, por lo que este principio también debe ser respetado sin restricciones. Si no ocurre esto, con qué frecuencia se escucha: "¿Osteopatía? Sí, sí, ya lo he probado, pero a mí no me ha ayudado en absoluto".

 En el examen osteopático encontré, entre otras cosas, una oblicuidad pélvica que había llevado a una diferencia en la longitud de las piernas. Además, una articulación sacroilíaca derecha bloqueada, un coxis desplazado hacia adelante, tres bloqueos vertebrales en el área de la columna torácica superior y media, distorsiones fasciales en toda la espalda, una musculatura del cuello muy corta y tensa, un nervio dolorosamente irritado y sensible a la presión en la parte posterior de la cabeza (nervio occipital mayor) y una extensión reducida de las placas craneales. Para los no osteópatas me gustaría explicar brevemente que el cráneo consiste en 22 placas que no están firmemente soldadas entre sí, sino que están conectadas con costuras flexibles. Se expanden en el ritmo craneosacral unas diez veces por minuto, lo que se puede sentir con las manos y algo de práctica.

En la primera sesión corregí la oblicuidad pélvica osteopáticamente, liberé el bloqueo de la articulación sacroilíaca, las torsiones de la fascia, los bloqueos de las vértebras torácicas, relajé los músculos del cuello y liberé tensiones en el área de las placas craneales y las meninges con técnicas osteopáticas craneosacrales.

Mejoré el drenaje de los conductores sanguíneos venosos que drenan el cráneo y corren por debajo del cráneo. El niño se sintió más relajado, pero no había cambiado nada en su constante dolor de cabeza. Hicimos una cita dos semanas después para ver cómo había respondido el cuerpo al tratamiento. Desafortunadamente, incluso después de dos semanas, a pesar de la eliminación de todas las disfunciones mencionadas anteriormente, nada había alterado su dolor de cabeza permanente. Tres días antes, había tenido un ataque de migraña de nuevo. De la voz de la madre percibí que había dudas sobre si la osteopatía sería el tratamiento adecuado para su hijo. Estaba claro que no volvería a tener paciencia para doce sesiones más, como con mi colega osteópata.

Durante el examen de seguimiento del niño noté que las disorsiones de la fascia habían sido reconstruidas en gran parte y que los músculos del cuello corto también estaban duros de nuevo. La única disfunción que no había tratado en la primera sesión fue el coxis, que estaba desplazado hacia adelante. El tratamiento del coxis en este caso habría requerido una técnica de tratamiento intrarrectal. Esto significa que tendría que introducir un dedo, protegido con un guante de goma, a través del músculo del esfínter en el recto para aflojar las estructuras que fijan el coxis desde allí y poder volver a colocar el coxis en su posición original. La mayoría de los pacientes son incapaces de hacer frente a este tipo de tratamiento en la primera sesión. Para una intervención tan íntima, primero se debe establecer la confianza entre el médico y el paciente. De lo contrario, existe el riesgo de que el paciente no vuelva nunca más. Así que sugerí esta técnica del coxis en la segunda sesión. Para mi gran sorpresa, ni el niño ni su madre tuvieron problemas con ello. Mi profesor de osteopatía, de quien había aprendido esta técnica, tenía razón una vez más cuando repetía: "No tengáis miedo, por vergüenza a ser inadecuados, de usar esta técnica altamente efectiva. ¡Vosotros podéis hacer mucho bien con ella, y los pacientes tienen muchos menos problemas con ella que vosotros!"

El niño se acostó en el sofá en posición lateral y yo le recoloqué el coxis. También traté sus fascias de la espalda y los músculos del cuello corto de nuevo. Dos semanas más tarde concertamos una tercera cita de tratamiento. Una madre radiante y un hijo contento aparecieron en mi consulta. Antes de que yo pudiera preguntar, él estalló con la buena noticia de que desde la última vez no había tenido ni rastro de dolores de cabeza ni migrañas.

 ¿Qué le había pasado a este joven paciente? ¿Qué tuvo que ver el coxis con el dolor de cabeza y la migraña? Desde el punto de vista osteopático, hay varias explicaciones posibles. En mi opinión, la explicación más probable está en el saco dural, con el llamado filum terminal, una estructura en forma de abanico que está unido al periostio del coxis. El saco dural es una cubierta continua, similar a un pergamino, del cerebro y la médula espinal, que recubre el cráneo óseo y la columna vertebral. Si el coxis se mueve hacia adelante en una caída y se fija allí, todo el saco dural, que está unido al hueso occipital y a las vértebras cervicales superiores 2-3, se somete a tensión. Los nervios que pasan a través de la duramadre están irritados. Esta irritación nerviosa se transmite a los ganglios nerviosos. Los ganglios disfuncionales causan distorsiones dolorosas de la fascia y tensión muscular, sentando así las bases para el dolor de cabeza crónico. Si entonces se añade una pequeña causa, como la relajación después del estrés o un cambio electromagnético en el ambiente, como ocurre cuando el clima cambia, el vaso se desborda. El generador de migraña en el tronco encefálico se activa y el ataque de migraña sigue su curso.

Caso 19: Causas osteopáticas y terapia neural

Una maestra de 28 años de edad había sufrido dolores de cabeza crónicos en el lado derecho de intensidad variable desde que tenía uso de razón, lo que la atormentaba por lo menos cuatro días a la semana. Desde hacía aproximadamente un año, se habían añadido de cuatro a cinco ataques de migraña al mes. Me sorprendió mucho cómo una persona con un sufrimiento tan intenso y tan largo, podía tener, sin embargo, una energía tan positiva.

Este caso es un ejemplo interesante de cómo múltiples causas pueden contribuir a la sintomatología del dolor de cabeza y de las migrañas. Las pruebas de laboratorio fueron poco llamativas. Durante la discusión sobre su historial médico, la paciente declaró que se había caído sobre su espalda y coxis varias veces mientras practicaba *snowboard* cuando era adolescente, después de lo cual tuvo tantos dolores, varias semanas después, que apenas podía sentarse. Pero ella ya había tenido el dolor de cabeza antes. Al preguntarle por cicatrices, solo pudo mostrar una cicatriz de infancia en la que se había colocado un *piercing*. Además, había dolores frecuentes en la parte superior del abdomen, que a menudo, pero no siempre, desencadenaban dolor de cabeza y ella no podía decir exactamente qué órgano le dolía. Durante los exámenes osteopáticos, se observaron inflamaciones dolorosas del tejido en la zona de la columna cervical y torácica, una tensión muscular pronunciada, adherencias fasciales en la región del hombro y el cuello, tres bloqueos vertebrales en la zona de la columna torácica superior y un diafragma bastante tenso. Además, el coxis, sensible a la presión, fue desplazado hacia adelante.

Durante las primeras sesiones de tratamiento, resolví los bloqueos vertebrales, las distensiones de la fascia y la tensión muscular y le pedí a la paciente que volviera a intervalos semanales para el control y el tratamiento posterior. La paciente siempre abandonaba la consulta aliviada y la mayoría de las veces, sin dolor de cabeza. Desafortunadamente, el efecto del tratamiento no duró mucho tiempo. A la mañana siguiente, a más tardar, incluso en el mismo día, todo seguía como antes. Desafortunadamente, también tuve que admitir, para mi frustración, que cada semana tenía que liberar las mismas tensiones y bloqueos. Estaba claro que no eran la causa principal de las molestias, sino que se encontraban más atrás en la cadena de lesiones osteopáticas. Mi siguiente paso fue inyectar varias veces con un anestésico local los nervios que conducen a los ganglios cervicales, que se manifestaron como zonas dolorosas de la columna cervical y torácica. Como resultado, la migraña desapareció por completo. No obstante, los dolores de cabeza crónicos persistieron y los patrones de tensión continuaron aumentando de semana en semana. Como estos eran tan estresantes como la migraña para la paciente, tuvimos que continuar. Inyecté anestesia local en el ganglio cervical superior, un importante centro nervioso vegetativo situado en la columna cervical superior. El ganglio cervical superior controla, entre otras cosas, el riego sanguíneo a varios vasos cerebrales. Al principio, pensamos que esto era un gran avance. La paciente no tuvo dolores de cabeza durante seis semanas. A principios de la séptima semana, sin embargo, su dolor de cabeza crónico volvió a aparecer, como de costumbre. Entonces supuse lo que había que hacer. Inyecté el mismo ganglio de nuevo y esperaba lograr un efecto aún más duradero esta vez, como a menudo ocurre en la terapia neural. Pero desafortunadamente, nos sentimos decepcionados. El dolor de cabeza permaneció completamente inalterable esa vez y las dos siguientes. Así que tuvimos que seguir buscando.

Mientras tanto, se había desarrollado una relación de confianza y pude sugerir a la paciente movilizar el coxis a través del músculo del esfínter, es decir, de forma intrarrectal, hacia atrás. La paciente respondió muy bien a esto. Los dolores de cabeza desaparecieron inmediatamente y no volvieron a aparecer durante seis semanas. Una vez más pensamos que habíamos alcanzado nuestra meta. Pero los dolores de cabeza volvieron repentinamente a su antigua forma. Las nuevas movilizaciones del coxis fueron de tan poca ayuda como las inyecciones en el ganglio cervical superior.

¿Qué hacer entonces? Le sugerí a la paciente que se quitara el *piercing* del ombligo para infiltrar en la cicatriz del *piercing* y en el propio ombligo con anestésicos de terapia neural. La idea de ponerse una inyección en el ombligo era muy desagradable para ella, por lo que siempre lo habíamos pospuesto. Ya el Dr. Huneke, el inventor de la terapia neural, había afirmado que el paciente defendía su campo de interferencia. La paciente decidió entonces, con el corazón apesadumbrado, permitir que le pusiera la inyección. Con esto, obviamente habíamos erradicado otro campo de interferencia masiva, porque los dolores de cabeza desaparecieron durante más de ocho semanas. ¿Había terminado el tratamiento? Nos alegramos demasiado pronto. Al principio de la novena semana volvió a tener dolores de cabeza, aunque no tan fuertes como antes. Una nueva inyección en el ombligo y en la cicatriz no sirvió de nada.

Volví a examinar osteopáticamente a fondo a la paciente. Además del aumento de la tensión diafragmática y del aumento del tono muscular en la zona de la columna cervical central, no había mucho que contar. Puse a la paciente boca arriba y primero liberé la tensión diafragmática debajo de los arcos de las costillas inferiores. Luego puse mis dedos debajo de los músculos tensos de su columna cervical central a ambos lados para tratar el nervio frénico, que entre otras cosas suministra protección de los órganos de la parte superior del abdomen, (tercera a quinta vértebra cervical, de donde provienen las raíces del nervio frénico) y los dejé en esta posición durante unos minutos. Cuando sentí que el tejido se aflojaba sobre mis dedos, después de tres o cuatro minutos, le pregunté a la paciente cómo se sentía. Apenas podía creer que los dolores de cabeza habían desaparecido por completo. Le enseñé a la paciente cómo ponerse los dedos para autotratarse si el dolor de cabeza volvía a aparecer y le di esto como tarea. Durante ese tiempo, los ataques de dolor de cabeza se volvieron cada vez más raros y, si ocurrían, podían ser eliminados por la paciente en pocos minutos con el movimiento de una mano, empleando la técnica que le había mostrado. Este fue el final de un largo sufrimiento.

De nuevo, este caso me demostró un fenómeno que he podido observar una y otra vez. Tan pronto como se despeja un campo de interferencia, hay un cierto período de ausencia de los síntomas. Después de esto, sin embargo, es como si otro campo de interferencia aumentara de volumen y los síntomas aparecen de nuevo.

Caso 20: Intolerancia a los carbohidratos y deficiencia de progesterona

Una secretaria de 22 años de edad sufría de dolor de cabeza y migraña desde hacía seis años. Las crisis de migraña se habían hecho más frecuentes en los últimos seis meses, con un promedio de tres crisis por semana. Ya en la discusión sobre su historial médico era notorio que ella tenía una dieta rica en carbohidratos y baja en grasas. Se declaraba adicta a la coca cola y bebía dos litros de esta bebida altamente azucarada todos los días. Ella evitaba las grasas porque pensaba que la harían engordar.

En la primera sesión hice un análisis de laboratorio, la examiné osteopáticamente, liberé algunas distorsiones de la fascia, así como cuatro bloqueos de las vértebras torácicas y relajé los músculos de su hombro y cuello. Además, le recomendé la renuncia completa al azúcar y a las bebidas edulcoradas y la renuncia extensiva a los carbohidratos que se queman rápidamente, como los productos de harina blanca, etc. También debía incrementar el consumo de grasas buenas como el aceite de linaza, el aceite de colza, el aceite de oliva y la mantequilla. Le recomendé que hiciera un diario de migraña y le cité para que volviera de cuatro semanas después. Resultó que solo había tenido un ataque de migraña en las cuatro semanas completas y fue exactamente al comienzo de su menstruación. Así que la intolerancia a los carbohidratos había sido la mayor causa en su vaso de causas, pero obviamente había otras causas. Mientras tanto, los resultados de su prueba hormonal habían llegado y mostraron un dominio llamativo del estrógeno, así como una pronunciada deficiencia de progesterona. La proporción entre estrógeno y progesterona era quince veces más alta de lo normal. Le prescribí a la paciente una preparación bioidéntica de progesterona derivada del extracto de raíz de ñame. Debería usar la preparación dos veces al día y volver a verme una semana después de su próxima menstruación. Cuando regresó la paciente, informó que aunque la migraña por la menstruación no se había detenido completamente, había sido mucho más corta y débil.

Después de otros dos meses, por primera vez, un ciclo que incluía la menstruación tuvo lugar sin migraña. Después de los siguientes seis meses sin migraña, terminamos el tratamiento.

Un año después llamé a la paciente para comprobar cómo estaba. Me dijo que no había tenido un ataque de migraña en dieciocho meses, aunque no había tomado progesterona durante más de cuatro meses. Esto último era interesante porque, una vez más, demostró mi tesis de que hay circuitos nerviosos que se apagan si no se utilizan durante mucho tiempo y que son difíciles de reactivar, incluso si se repiten los factores de estrés previos. Algo comparable a los caminos que atraviesan la selva, en los que crece lentamente la vegetación cuando ya no se utilizan.

Caso 21: Apnea del sueño

Una paciente de 52 años con sobrepeso severo sufría desde hacía seis años frecuentes ataques de migraña que ocurrían solo de noche.

Los valores de laboratorio estaban en gran medida dentro del rango normal, excepto por un valor elevado de nitrotirosina, que, además del ligero aumento del contenido de óxido nítrico de su aire respirable, indicaba estrés nitro-oxidativo. No había una conexión directa entre las indicaciones de inestabilidad de la columna cervical, solo existían disfunciones menores, cuyo tratamiento no aportaba ninguna mejora. No tenía ni dientes muertos, ni implantes en la boca y la inyección terapéutica neural en los diversos campos de interferencia potenciales, como cicatrices y nódulos nerviosos, no alteró los síntomas de dolor. Estaba felizmente casada, tenía hijos sanos y adultos y no era consciente de ningún conflicto o trauma psicológico. Ni siquiera las 25 sesiones psicoterapéuticas recomendadas por su médico de cabecera revelaron cuestiones psicológicas. Estas tampoco le evitaron desvelarse a menudo del sueño nocturno debido a las fuertes migrañas. Había llegado a probar diferentes colchones, pero sin éxito.

Entonces, ¿qué podría desencadenar el dolor por la noche? Le aconsejé que pasara una noche en un laboratorio del sueño para ver qué estaba sucediendo en su cuerpo cuando llegaba el ataque de migraña. Y he aquí la respuesta al acertijo: varias interrupciones respiratorias que duraban hasta 40 segundos precedían al ataque de migraña. La paciente sufría de la llamada apnea del sueño. Las interrupciones respiratorias resultantes provocaban una disminución significativa del contenido de oxígeno en la sangre, lo que a su vez activaba una alarma en la estación de medición del tronco encefálico, responsable del control de los niveles de oxígeno, azúcar y líquido. Esto conducía a la irritación del nervio trigémino y todo el torrente de migrañas seguía su curso. A la paciente se le prescribió un dispositivo denominado CPAP para la noche. El dispositivo aseguraba que no se produjera ninguna deficiencia de oxígeno. La paciente se conectaba a un aparato respiratorio a través de un sistema de tubos. Se generaba una presión superior a la presión atmosférica en el sistema de tubos y, posteriormente, en las vías respiratorias y en los alvéolos pulmonares. Este exceso de presión facilita la inhalación y dificulta la exhalación. Por lo tanto, la cantidad de aire que queda en los pulmones después de la exhalación aumenta. Se previene el colapso de los alvéolos y de las pequeñas vías respiratorias al final de la exhalación. Como resultado, la CPAP mejora la relación ventilación-perfusión, así como la saturación de oxígeno y facilita la respiración.

Desde el primer día de uso del dispositivo, la paciente no tuvo más ataques de migraña. Sin embargo, le resultaba estresante usar constantemente una máscara de respiración por la noche y escuchar el zumbido del dispositivo, similar al de una aspiradora. Ella no podía imaginar tener que utilizarlo de por vida. Como vivía a pocos minutos de mi consulta, le sugerí la posibilidad de visitarla por la mañana inmediatamente después de levantarse, después de una noche sin el dispositivo de CPAP. Quería examinarla con mi monitor de gas respiratorio para ver cómo afectaba su comportamiento al dormir al contenido de monóxido de nitrógeno de su respiración. Las personas sanas exhalan un máximo de 10 microgramos de óxido nítrico por metro cúbico de aire. Había medido un contenido de óxido nítrico de 25 microgramos por metro cúbico en esta paciente en la tarde del examen inicial y tenía curiosidad por saber qué valor mediría en la mañana. Y, de hecho, el valor había subido de 25 a un potente 125. Esa fue la prueba para mí de que producía grandes cantidades de monóxido de nitrógeno durante la noche con su inestable columna vertebral cervical en una posición desfavorable. Recomendé a la paciente, en primer lugar, una buena almohada de apoyo para el cuello. En segundo lugar, debía inyectarse altas dosis de vitamina B12 antes de dormir como neutralizador del monóxido de nitrógeno. En tercer lugar, sugerí comer algo rico en grasas y proteínas poco antes de quedarse dormida, con el fin de minimizar las fluctuaciones en el suministro de energía del cerebro durante la noche. Como era de esperar, podría omitir el dispositivo CPAP sin arriesgarse a sufrir migrañas. Con este método no tuvo ningún ataque de migraña después de seis meses, como felizmente me confirmó durante mi llamada telefónica de control.

¿Cuál era la explicación de la curación de la migraña de esta paciente? La apnea del sueño se debía obviamente a una falta de energía en el cerebro. Así lo describe el Dr. Kuklinski en su libro *Das HWS-Trauma* (recomendación bibliográfica 9). El monóxido de nitrógeno hace que la mucosa nasal se hinche y reduce el suministro de energía del cerebro. Como consecuencia, las paradas respiratorias fueron causadas por una falta de energía en el centro respiratorio, que se encuentra en el bulbo raquídeo a nivel de la articulación vertebral de las cervicales altas. El problema de la paciente se había resuelto neutralizando el monóxido de nitrógeno, lo que permitió que el cerebro volviera a proporcionar energía suficiente para el centro respiratorio.

Caso 22: Fibromialgia

 Una paciente de 35 años de edad no solo sufría migraña, al menos, 15 días al mes, sino que también tenía otras muchas dolencias. Ella sufría de trastornos del sueño, episodios depresivos, trastornos de concentración y dolor proveniente de diferentes partes del cuerpo. A veces tenía dolor de brazo, a veces dolor de pierna, luego dolor de cadera, dolor pélvico o dolor de espalda. Ella se presentó ante mí diciéndome que yo era su última esperanza. Ya había visitado a más de 20 médicos y terapeutas alternativos, pero nadie la había podido ayudar. Durante la pubertad se había caído de un caballo varias veces, pero no tenía ni huesos rotos ni cicatrices. Sus síntomas habían comenzado en algún momento durante la pubertad y habían empeorado con los años.

 El examen de laboratorio reveló un poco de estrés nitro-oxidativo y una ligera deficiencia de vitamina B12, que sin embargo difícilmente podría ser responsable de la impresionante gravedad de los síntomas. Todas las demás pruebas de laboratorio fueron discretas. Durante el examen osteopático noté que su tejido conectivo, que envuelve los músculos, se sentía muy firme por un lado y estaba lleno de inflamaciones y marcas claramente palpables por el otro. Me di cuenta de eso, pero no pude dilucidarlo. Primero prescribí una inyección de alta dosis de vitamina B12 de acuerdo con un programa determinado, luego traté la fascia con una técnica osteopática y la cité una semana después. En la segunda sesión la paciente se quejó amargamente de que su dolor de cuerpo había sido mucho peor durante varios días después de mi tratamiento de la fascia y de que todo seguía como antes. También había tenido tres ataques de migraña mientras tanto. Me sorprendió que las técnicas fasciales, que habían resuelto y aliviado el dolor en tantos otros pacientes, hubieran aumentado el dolor en esta paciente. Sospeché que debía tener algo que ver con las inflamaciones y marcas en su tejido conectivo, pero aún no entendía la combinación. Traté de aliviar los síntomas de la paciente a lo largo de las más de 15 sesiones adicionales. Liberé todos los bloqueos vertebrales, bloqueos de las articulaciones pélvicas, traté sus intestinos y cabeza osteopáticamente y traté con inyecciones de terapia neutral todas las vértebras dolorosas a la presión. Pero cuanto más lo intentaba, más empeoraban sus síntomas.

Probablemente ambos habríamos detenido el tratamiento poco después de no haber sido por una coincidencia que vino al rescate. Recibí un correo electrónico de una antigua paciente a la que no había podido ayudar dos años antes. Me dijo que ahora sabía que sus síntomas se debían a la fibromialgia. Había encontrado un nuevo método de tratamiento con el que ahora estaba mejor de lo que había estado durante muchos años. Recordé que esta paciente tenía inflamaciones y marcas en su tejido conectivo similares a los de mi paciente actual. Nunca antes había podido ayudar a un paciente con fibromialgia. Mi antigua paciente me recomendó el libro *Fibromyalgie* del Dr. Amand, un médico americano. Este médico ha desarrollado un método con el que los pacientes con fibromialgia pueden vivir sin ningún problema. Descubrió que los pacientes con fibromialgia probablemente tienen un defecto genético de la enzima que ocasiona que los productos salicílicos no sean excretados por los riñones, sino que se depositen en el tejido conectivo en forma de depósitos abultados. Aunque los pacientes con fibromialgia no pueden deshacerse de este defecto enzimático, pueden llegar a liberarse del dolor y deshacerse de sus depósitos de tejido a través de una determinada dieta y de ciertos cambios de comportamiento, como la renuncia a los cosméticos que contienen ácido salicílico y la ingesta de un cierto disolvente mucolítico (guaifenesina).

De modo que informé a mi paciente de migraña sobre estas informaciones y le diagnostiqué fibromialgia con migraña secundaria. Le expliqué que probablemente habría una agravación inicial en la primera fase del tratamiento si los depósitos se disolvían. La paciente acató muy disciplinada todas las instrucciones. En las primeras dos semanas, sus síntomas empeoraron. Después de seis semanas, su dolor de cuerpo casi había desaparecido. Después de seis meses, sus depósitos de tejido eran apenas palpables y su migraña finalmente había terminado.

¿Cómo fue posible? Considero que el generador de migraña en el tronco encefálico se activó como resultado de la irritación química y posiblemente también mecánica de los nervios. En otros casos menos graves de fibromialgia, pude lograr mejoras solo con el tratamiento de estrés nitro-oxidativo.

Caso 23: Disfunción craneomandibular (DMC)

Una estudiante de 22 años de edad había estado sufriendo frecuentes dolores de cabeza desde los primeros días de escuela. Al principio eran ocasionales y más tarde se convirtieron en frecuentes ataques de migraña, en la mitad derecha de la cabeza. En el último semestre tuvo de cuatro a seis ataques de migraña al mes. Veinte tratamientos de acupuntura no la habían ayudado. Incluso la medicación fue de poca ayuda y mostró fuertes efectos secundarios, como el agotamiento total.

El análisis de su historial clínico fue improductivo, al igual que los resultados del laboratorio. Durante el examen osteopático descubrí que las vértebras cervicales primera y segunda estaban mal posicionadas. Esto se manifestaba, entre otras cosas, por una zona dura y dolorosa a la presión bajo la mitad derecha de la parte posterior de la cabeza. La musculatura de su mandíbula en el lado derecho era muy tensa, lo que indicaba osteopáticamente una mala posición de la mandíbula, que en la osteopatía se llama disfunción descendente. Esto significa que la mala posición de la mandíbula afectaba a la columna vertebral, a la pelvis y a las piernas. La paciente describió que la migraña siempre comenzaba desde la zona dolorosa en la columna cervical superior derecha. Toda la columna cervical superior estaba tan tensa que incluso un intento de ajustarla en flexión, inclinación lateral y rotación para estrecharla con una técnica osteopática de alta velocidad (HVLA), era tan doloroso que estaba condenado al fracaso desde el principio. En estos casos recuerdo las palabras de Peter Blagrave, uno de mis profesores oteópatas, sobre el tema "recolocar los huesos en sus posición": "Tengo tres grados de fuerza, si el grado 1 no es suficiente, utilizo el grado 2, ¡pero nunca el 3!".

Le inyecté neuroterapéuticamente un anestésico local en una cierta dilución en el punto doloroso a 6 cm de profundidad. Eso actuó exactamente detrás del ojo derecho, donde estaba su migraña. En la siguiente sesión liberé los cuatro músculos de la mandíbula de ambos lados osteopáticamente. Sorprendentemente, la presión de mi dedo sobre el pterigoideo externo, un músculo que se puede sentir a través de la boca si mueves el dedo hacia atrás entre la mejilla y la hilera superior de dientes, desencadenó exactamente la misma reacción detrás de su ojo derecho. Esta era la clave de su migraña. Después de que los músculos de la mandíbula fueran liberados, la cabeza de la paciente se sintió más relajada y ligera que nunca. Como se fue de vacaciones al día siguiente, nuestra próxima cita fue dos semanas y media después. Ella me dijo muy contenta que no había vuelto a tener migraña, pero que tenía la sensación de que se le había acumulado una ligera presión en la cabeza desde la noche anterior. Traté de nuevo todas las estructuras de la mandíbula e inyecté de nuevo un anestésico local en la primera vértebra cervical derecha. Con una técnica de tejido blando osteopático, traté la columna cervical y los hombros e intenté nuevamente corregir la mala posición de la primera vértebra cervical con una técnica osteopática suave. Y he aquí, para mi sorpresa, que el ajuste preparatorio no fue doloroso esta vez. Un pequeño tirón, un tranquilo "clac" y la vértebra se deslizó de nuevo al lugar correcto. La paciente se sintió liberada y la presión en su cabeza desapareció.

La cité a las tres semanas, después a las ocho semanas y después a los cuatro meses, para controlarla. La respuesta fue siempre la misma: no más migrañas, no más dolores de cabeza. Este caso muestra que la mandíbula y la columna cervical están estrechamente relacionadas y que los bloqueos de las vértebras cervicales a menudo están estrechamente relacionados con alteraciones en el área de la mandíbula, que conducen a la irritación del nervio trigémino y se pasan por alto en la búsqueda de las causas de la migraña.

Caso 24: Hipofunción suprarrenal

Una chica de 18 años, muy delgada, vino a mi consulta con su
madre. Además de dos o tres ataques de migraña al mes, tenía un
leve dolor de cabeza permanente, debido a una caída, tres años
antes, en la clase de gimnasia, en la que se golpeó en la espalda
baja con un poste mientras trataba de dar una voltereta. Dos semanas después del accidente tuvo una infección de herpes zóster,
que empeoró drásticamente los síntomas. Los dolores de cabeza
ni siquiera eran su principal problema. También sufría de diarrea
crónica, fatiga extrema, agotamiento con un esfuerzo mínimo, pérdida de peso y la coloración amarillenta de la piel que se observa
habitualmente en los cánceres avanzados. Solo había unos pocos
alimentos que no conducían inmediatamente a la diarrea. Debido
a estos dramáticos síntomas, tuvo que abandonar la escuela dos
años antes. Simplemente no podía reunir suficiente energía y concentración para seguir las lecciones, aunque por lo demás daba la
impresión de ser una joven muy brillante y sabia. Había estado con
varios especialistas –neurólogos, ortopedistas, radiólogos, endo-
crinólogos y gastroenterólogos– pero ninguno pudo averiguar las
causas. También en la resonancia magnética se descartaron posibles tumores. En última instancia, las recomendaciones consistían
en empezar un tratamiento psiquiátrico. Desde mi experiencia,
esta recomendación es dada a menudo por colegas que tienen
dificultades para admitir que no pueden ayudar al paciente. Yo
mismo soy extremadamente cauteloso al respecto.

En las pruebas de laboratorio que inicié, primero encontramos
estrés nitro-oxidativo, una pronunciada deficiencia de vitamina D
y niveles límite de vitamina B2 y B12 en las células. El chequeo
intestinal mostró una fuerte proliferación de la flora de putrefacción y la falta de una flora de acidificación saludable. Tanto el
análisis de sangre como los niveles de inflamación eran normales.
Durante el examen osteopático descubrí una escoliosis y presión
dolorosa, tejido hinchado en la parte inferior de la columna torá-
ca y en el sacro. Además, hubo una fuerte tensión de tracción en

el área de la línea de la fascia posterior y un tejido muy firme en las capas renales.

Primero inyecté altas dosis de vitamina B12 y vitamina D con una pauta determinada para compensar la deficiencia. Luego le prescribí tabletas de vitamina B2 y varias preparaciones microbiológicas para la rehabilitación intestinal. Después de dos semanas, la paciente informó de que su nivel de energía era ligeramente superior, que no se cansaba tan rápidamente y que solo tenía diarrea una o dos veces al día. Sin embargo, los otros síntomas, en particular los dolores de cabeza permanentes y los ataques de migraña, permanecieron sin cambios.

El cansancio, los trastornos digestivos y el color marrón amarillento de la piel me hicieron sospechar de nuevo. ¿Debería tener insuficiencia suprarrenal? Realicé el test de Arroyo en las pupilas. En una habitación oscura se ilumina una pupila con una linterna durante dos minutos. Normalmente, la pupila se vuelve pequeña inmediatamente y permanece pequeña. Sin embargo, si la hipofunción suprarrenal está presente, la pupila se abre y se cierra varias veces dentro de los dos minutos hasta que, a pesar de la luz, finalmente permanece completamente abierta. Hicimos esta prueba y de hecho la pupila se abrió y se cerró alternativamente y finalmente permaneció abierta. Una hipofunción suprarrenal era ahora muy probable. Sin embargo, por seguridad, realizamos un perfil diario de cortisol de la saliva, lo que confirmó la sospecha. Su corteza suprarrenal producía muy poco cortisol. Le sugerí que tomara una pequeña cantidad de cortisona diariamente, temporalmente y a modo de prueba, para ver cómo esto podía influir en los síntomas. Curiosamente, después de unos pocos días, casi todos los síntomas habían desaparecido. Los dolores de cabeza, la diarrea y especialmente la fatiga. La niña y su madre estaban felices.

 No obstante, para mí, la idea de que una chica de 18 años tuviera que tomar cortisona por el resto de su vida era muy desagradable. Siempre me esfuerzo por encontrar y eliminar la causa principal de una enfermedad en la medida de lo posible.

¿Por qué una adolescente tiene que desarrollar insuficiencia suprarrenal después de una caída en la espalda y una infección por herpes? Las causas de la insuficiencia suprarrenal mencionadas en los libros de texto no parecen ser concluyentes ¿Pudo ser que debido a la caída se restringió el suministro de sangre en las glándulas suprarrenales? El tejido firme en el área de los lechos renales y los puntos dolorosos a la presión a lo largo de las vértebras lumbares superiores y la columna torácica inferior, desde donde emana el suministro de nervio simpático de los riñones y las glándulas suprarrenales, hablaron a favor de esto. Así que tuve que tratar de mejorar el suministro en esta área. Cité a la paciente dos veces por semana durante seis semanas. Infiltré solución salina en el tejido inflamado, sensible a la presión a lo largo de la columna vertebral hasta la profundidad de los nervios espinales y la traté osteopáticamente. Como también sufría de una conocida deficiencia de colinesterasa, la enzima necesaria para la degradación de los anestésicos locales, no pude mezclar la solución salina con un anestésico local como es habitual en la terapia neural. Después de seis semanas no había más zonas de presión dolorosas y estuve de acuerdo con la paciente para tratar de eliminar la cortisona paso a paso, de acuerdo a un calendario, en un plazo de dos semanas.

Temíamos con cada reducción. ¿Regresarían los síntomas sin cortisona? Afortunadamente, no fue este el caso. Las glándulas suprarrenales habían retomado su función y la paciente no presentaba síntomas. No más fatiga, no más dolores de cabeza, no más diarrea y no más agotamiento. Esto muestra que Andrew Taylor-Still, el fundador de la osteopatía, estaba en lo cierto cuando postuló el papel primordial de la circulación arterial. Él ya había comprendido hacía 140 años que una restricción de la circulación sanguínea en un órgano debe resultar inevitablemente en una disfunción o reducción de la función del mismo órgano. Desafortunadamente, esta idea sigue siendo a menudo descuidada en la medicina de hoy en día.

Caso 25: Diente infectado después de la resección de la raíz

 Una diseñadora gráfica de 30 años de edad había estado sufriendo ataques de migraña y debilidad muscular pronunciada durante tres años con una frecuencia cada vez mayor. En particular, para ella era cada vez más difícil subir escaleras. Ya había visitado a varios neurólogos que inicialmente habían expresado su sospecha de esclerosis múltiple, pero no habían podido probar esto ni con tomografía computarizada ni con examen del líquido cefalorraquídeo. Esta paciente también fue remitida a psiquiatras varias veces. Sin embargo, estaba segura de que no tenía ningún problema psicológico importante. Tuvo una infancia feliz, estaba felizmente casada y tenía un trabajo agradable de media jornada en una empresa de publicidad. Ninguna razón para un trastorno somatomorfo. Esto significaba que su dolor no se debía a causas psicológicas, como se suponía que debía ser.

 Su historial médico mostró que hacía unos tres años se había producido una inflamación de la raíz del diente con la subsiguiente resección de la raíz. Era el séptimo diente de la mandíbula superior derecha. Debido a la conexión temporal con la aparición de las molestias, sospeché de un campo interferente dental, lo que la paciente rechazó, ya que no tenía molestias dentales. Incluso la radiografía realizada hace un año por su dentista no mostró anormalidades. Todas las pruebas de laboratorio fueron discretas, excepto por un valor de PCR (prueba de proteína C reactiva) ligeramente elevado, un marcador de inflamación y un valor de endotoxina ligeramente elevado. Esta última es una toxina producida por ciertas bacterias denominadas "gramnegativas", que, entre otras cosas, se origina por inflamación de la cavidad bucal. Le sugerí a la paciente probar a inyectar procaína al lado del diente cuya raíz fue tratada, a ambos lados, para ver si algo cambiaba. Ella estuvo de acuerdo. En la siguiente sesión, dijo que se había sentido muy ligera y bien durante un día después del tratamiento y que no había tenido ningún problema para subir las escaleras. Sin embargo, después empeoró debido a otro ataque de migraña. Para mí, esto demostró que el séptimo diente de la mandíbula superior derecha, que está relacionado con el estómago, el páncreas, la faringe y los senos paranasales, tenía que ser extraído. Por supuesto, la paciente tenía miedo de que el diente pudiera ser extraído innecesariamente sin asegurar ninguna mejoría. Por lo tanto, le sugerí que primero se hiciera una TVD, una tomografía volumétrica digital, para poder evaluar el diente tridimensionalmente desde todos los lados. Ella eligió a un dentista que ofreció este moderno examen en su consulta e hizo que le tomaran las imágenes. De hecho, había una inflamación visible en un lado del diente tratado. Esto facilitó a la paciente la decisión de extraer el diente. Como ella tenía la cita para la extracción del diente durante mis vacaciones y ella misma estaba de vacaciones después, no la volví a ver hasta cuatro semanas después. Estaba muy emocionado con su informe, que me gustaría reproducir con las palabras originales: "El día que fui al dentista por la mañana, me sentí tan mal que apenas tuve fuerzas para subir las escaleras hasta la consulta. Mi cráneo resonó y supe que volvería a tener migraña alrededor del mediodía, pero ya media hora después de la extracción del diente, todas las quejas se desvanecieron. Mi cabeza estaba despejada y llena de energía".

Este caso muestra la importancia de la búsqueda de interferencias dentales, ya que estas irritan el nervio trigémino, tienen relaciones con nuestros órganos y se ven afectadas por la producción de endotoxinas y citoquinas, como la citoquina proinflamatoria "RANTES", que activa el generador de migraña en el tronco encefálico. Uno no debe confiar en una simple radiografía solo porque no hay inflamación visible en ella. Los dientes sospechosos siempre deben probarse con terapia neural. Si no se nota nada en la imagen normal de rayos X bidimensional, se debe preparar una TVD antes de excluir los dientes como causa. Si la TVD evaluada no muestra ningún hallazgo sospechoso, uno no debe estar satisfecho con ella, sino preguntar a otros médicos o dentistas que estén familiarizados con esta técnica.

He experimentado en varias ocasiones que las evaluaciones se llevan a cabo de forma muy superficial y que, posteriormente, otro médico puede encontrar indicios de algo sospechoso.

Caso 26: Intolerancia a la histamina

Una psicóloga de 28 años de edad había sufrido dolores de cabeza diariamente y migrañas al menos una vez a la semana desde que tenía 9 años de edad. Se había sometido a una amplia gama de exámenes, pero nadie podía encontrar una causa. Había tenido grandes dificultades para abrirse camino en sus estudios. Ella rechazó mi sugerencia de realizar inicialmente algunas pruebas de laboratorio, ya que estaba desempleada. El seguro médico obligatorio no correría con los gastos y todos los análisis realizados anteriormente no le habían aportado nada.

El historial médico mostró que no toleraba el alcohol y reaccionaba a varios alimentos con migrañas y problemas digestivos. Dadas las circunstancias, recomendé una prueba barata. Le pregunté si le daba migraña después de beber vino tinto. Ella respondió afirmativamente y confirmó que siempre tenía migraña por el alcohol. Por eso no lo había bebido en años. Le pedí que tomara un vaso de vino tinto esa misma noche. Una hora antes de beber el vino, tenía que tomar una pastilla que yo le receté. Si la migraña no aparecía, lo más probable es que hubiéramos encontrado la causa principal de su sufrimiento. Un poco vacilante, la paciente aceptó hacer la prueba. Una semana después, se sorprendió al informarme que por primera vez no tenía migraña después de beber alcohol.

¿Cuál es la explicación? Le había recetado un antihistamínico llamado loratadina antes de beber vino. Los receptores de histamina, especialmente en el cerebro, fueron bloqueados y la histamina del vino tinto no pudo acoplarse. Luego recomendé una dieta muy baja en histamina y, con cada comida, tomar cápsulas de diamina oxidasa, la enzima que descompone la histamina en el intestino. Después de un mes volvió a mi consulta. Cuando le pregunté cómo estaba, me contestó que apenas podía creer que no había tenido migraña o dolor de cabeza durante un mes.

El lector puede encontrar la explicación detallada para la curación de esta paciente en el capítulo "Hormonas, neurotransmisores y neuropéptidos".

Caso 27: ¿Latigazo cervical o esclerosis lateral amiotrófica ELA?

Este caso fue particularmente dramático. Un profesor de 48 años muy amable y sensible vino a mi consulta con su esposa mucho más joven, fuerte y deportiva. Me dijo que había estado sufriendo, durante cerca de dos años, de frecuentes ataques de migraña, fuerte tensión en el área de los hombros y el cuello, restricciones de movimiento de la cabeza y agotamiento extremo. Lo peor, sin embargo, fue la creciente falta de fuerza en sus brazos y piernas, que sufría desde hacia un año y por la que no había podido trabajar durante este tiempo. Incluso le resultaba difícil llevarse la cuchara a la boca. Había estado en una clínica neurológica donde se sospechaba que sufría de ELA, una enfermedad crónica de atrofia muscular. Un médico le dijo que solo le quedaban tres años de vida y le recomendó pasar unas buenas vacaciones con su familia.

Su historial médico mostró que había sufrido un latigazo cervical poco antes de que aparecieran los primeros síntomas. Su esposa le había golpeado en la cabeza con una plancha durante una discusión. Poco después, también sufrió problemas de equilibrio y se cayó varias veces. Los análisis de laboratorio mostraron, como se esperaba, estrés nitro-oxidativo severo y una deficiencia pronunciada de vitamina B12. El examen osteopático mostró varios bloqueos en el área de la columna cervical superior y la columna torácica, así como también distorsiones fasciales.

Primero le prescribí una inyección diaria de 1000 mg de vitamina B12 y le pedí que continuara a intervalos semanales. Después de dos semanas debería presentarse en la consulta de nuevo. Tras este tiempo informó que el cansancio desapareció la primera semana, pero reapareció el cuarto día de la segunda semana, después de la última inyección de vitamina B12, junto con un ataque de migraña. Por lo tanto, recibió otra inyección al cuarto día y ambos síntomas desaparecieron en una hora.

Obviamente tenía un consumo tan alto de vitamina B12, debido al estrés nitro-oxidativo, que necesitaba una inyección cada tres o o cuatro días para no tener una deficiencia. Debido a su aumento de energía, comenzó a construir músculos de nuevo. Como su cuello y columna torácica eran muy sensibles a la presión, primero inyecté los ganglios del tronco simpático de esta zona varias veces con una solución de lidocaína.

 Solo entonces me atreví a resolver los bloqueos osteopáticos con una técnica HVLA, una técnica en la que la articulación vertebral bloqueada es llevada a su límite de movimiento en flexión, inclinación lateral y rotación y luego liberada con un pequeño tirón de las manos. Tengo que admitir que tuve mis reservas en usar esta técnica en el paciente porque ya estaba muy traumatizado y su estrés nitro-oxidativo indicaba una columna cervical inestable. Sabía que era posible que su estado se deteriorara temporalmente. Al principio intenté aflojar los bloqueos vertebrales con técnicas suaves, pero no lo logré. Le pregunté si estaba dispuesto a aceptar el riesgo de que empeorara temporalmente. Había ganado confianza y estaba de acuerdo en avanzar con el tratamiento. Le pedí que se acostara boca arriba, palpé sus vértebras bloqueadas, ajusté su columna cervical y su cabeza en flexión, inclinación y rotación hacia la izquierda hasta que sentí una dura barrera. Le di la vuelta a las vertebras de la columna cervical unos milímetros y luego rompí la barrera con un pequeño tirón. Se rompió tres veces con ruido. Aproveché el momento de la sorpresa para realizar la misma maniobra a la derecha. Otra vez tres ruidos de crack. Le pedí al paciente que se sentara de nuevo. Su primera reacción fue un suspiro. Movió la cabeza hacia adelante y hacia atrás y se sorprendió de lo increíblemente ligero que era el movimiento. Podía girar la cabeza hacia los dos lados y se sentía liberado. Le recomendé al paciente que se inyectara vitamina B12 diariamente durante los siguientes días, ya que era posible que el estrés nitro-oxidativo hubiera aumentado durante el ajuste, lo que tuvo que ser compensado por la vitamina B12.

A partir de ese día el paciente no volvió a tener migraña, sus músculos se regeneraron, aunque muy lentamente. Sus tensiones en el hombro y el cuello también habían desaparecido. Sin embargo, aún necesitaba vitamina B12 para combatir su agotamiento, ya que la columna vertebral cervical aún estaba inestable. Cuando informó unas semanas más tarde que sentía que la vitamina B12 ya no funcionaba tan bien como al principio, creamos un perfil de micronutrientes de toda la sangre para ver si el estrés nitro-oxidativo había causado más deficiencias. De hecho, había una pronunciada falta de vitamina B2, vitamina B6, biotina y ácido fólico, así como algunas deficiencias minerales. Le aconsejé al paciente que completara cada dos jeringas de vitamina B12 con vitamina B6 y ácido fólico y que tomara los minerales y vitaminas faltantes por vía oral. Inmediatamente sintió de nuevo el efecto energizante del tratamiento, como al principio del tratamiento con vitamina B12.

Acompañé al paciente durante varios meses. Después de casi un año, estaba tan bien que pudo reanudar su trabajo, a pesar de que su fuerza muscular aún no había sido completamente restaurada.

Este caso muestra cómo los problemas de la columna cervical y especialmente las lesiones por trauma cervical siempre pueden causar cuadros clínicos extremos y aparentemente inexplicables. A menudo los pacientes son enviados a un psiquiatra y generalmente son tratados durante años con psicofármacos, sobre todo antidepresivos, que son completamente inútiles y no solucionan ningún problema. Desafortunadamente, solo unas pocas personas se toman la molestia de entender y tratar de manera integral las conexiones en el cuerpo que han causado los problemas.

Caso 28: Deficiencia de progesterona

Una actriz de 46 años llevaba 30 años sufriendo migraña. Sin embargo, ella solo tenía migraña durante la ovulación y la menstruación. Pero duraba, por lo general, de tres a cuatro días con una intensidad muy alta, que ella describió como "un dolor de exterminio". Los medicamentos solo aliviaban ligeramente el dolor. Era interesante observar que durante sus embarazos, después de los primeros tres meses, estuvo libre de dolor por el resto del tiempo hasta el nacimiento. Sin embargo, poco después del nacimiento del bebé, la migraña continuó siguiendo el mismo patrón.

Tan pronto como se pueda probar una dependencia tan clara del ciclo de la migraña, es obvio que hay que buscar causas hormonales, que a menudo, junto con otros factores, desbordan el vaso. La prueba hormonal mostró una dominancia del estrógeno y una deficiencia severa de progesterona. Esta constelación es a menudo responsable de la migraña, de varias dolencias del ciclo y de un mayor riesgo de cáncer de mama. Como siempre trato de descubrir y eliminar la causa principal de la migraña, primero inyecté neuralterapéuticamente con anestesia local los campos de interferencia potenciales que influyen en la regulación hormonal: el plexo uterovaginalis, un plexo de nervios que se infiltra desde la parte de arriba del hueso púbico a una profundidad de cuatro a seis centímetros, la glándula tiroides, las amígdalas, la cicatriz de la cesárea y todos los centros nerviosos a lo largo de la columna vertebral que son responsables de controlar la glándula tiroides, los ovarios y el útero. Esto hizo que las migrañas fueran menos violentas, pero a nuestro pesar, no pudieron ser completamente erradicadas.

Después de que este enfoque indirecto resultara ser insuficiente, decidí intervenir directamente en el sistema hormonal y recetar una crema de progesterona bioidéntica al 10% a partir del extracto de raíz de ñame. Debía aplicarse la crema dos veces al día en los antebrazos de acuerdo con un patrón dependiente del ciclo.

Dentro de los dos primeros meses con la crema los ataques de migraña todavía estaban presentes, sin embargo eran claramente más débiles y duraban solo un día. A partir del tercer mes, las crisis de migraña fueron desapareciendo completamente. Los dos estábamos muy contentos. Al cabo de los dos meses siguientes sin migraña, le sugerí que se hiciera otra prueba hormonal. Como el nivel de progesterona era ahora muy alto, le prescribí a la paciente una crema al 5% en lugar de una crema al 10%. Dos semanas más tarde tuvo otro ataque de migraña leve, el primero después de casi cuatro meses. Le prescribí de nuevo la crema al 10%, que ella usó desde entonces. A partir de este momento no hubo más ataques. Su cuerpo obviamente necesitaba un nivel mucho más alto de progesterona. La paciente quedó muy satisfecha. Desafortunadamente, yo no estaba satisfecho al cien por cien, porque no había logrado encontrar y eliminar la causa principal de la mala regulación hormonal. De lo contrario, la paciente no habría necesitado una crema hormonal.

¿Cuál era la explicación de que la paciente no tuviera migraña durante sus dos embarazos? Durante el embarazo, el cuerpo produce muchas veces la cantidad normal de progesterona para crear condiciones óptimas para el crecimiento del bebé. Este efecto fue imitado por la crema de progesterona. Si una migraña ocurre en función del ciclo, siempre se deben determinar los estrógenos, la progesterona, la testosterona, la DHEA, la serotonina y las hormonas tiroideas. La disminución de la serotonina antes de la menstruación también puede causar migraña.

En este caso, en el que no había solucionado el problema, pude sin embargo lograr una clara mejoría de los síntomas con una crema de progesterona bioidéntica, a pesar de que los niveles de estradiol y progesterona en la sangre y en la saliva estaban dentro de los límites normales. En casos semejantes, las cápsulas de progesterona según el Dr. Rimkus funcionaron mejor que la crema. Por qué en algunos casos las cremas de progesterona, que son absorbidas directamente en la sangre a través de la piel, y en otros casos las cápsulas de progesterona, que migran directamente al sistema linfático a través del estómago, tienen un mejor efecto contra la migraña, aún está por investigar. En cualquier caso, es muy importante que solo se utilicen hormonas bioidénticas y no sustancias químicas con un efecto similar al de las hormonas y un alto potencial de efectos secundarios, como las que se utilizan en anticonceptivos como la píldora o las espirales hormonales y los anillos hormonales.

Caso 29: Trauma psicológico y campo de interferencia en una cicatriz

Una paciente de migraña de 75 años muy amable vino a mi consulta por recomendación de su hija, a quien pude liberar de su migraña. Ella era judía y había pasado dos años de su juventud en un campo de concentración bajo el régimen Nazi. Podría asumir que estaba severamente traumatizada y que algunos de sus síntomas eran probablemente psicológicos. Tenía regularmente dos ataques de migraña al mes, en el lado izquierdo. Eran tan severos que no se podía mover de su cama en esos días.

Los análisis de laboratorio fueron poco llamativos. Tenía una escoliosis leve como la mayoría de la gente y patrones de tensión fascial que podía resolver osteopáticamente. Algunas cicatrices de pequeños cortes y una cicatriz de apendicitis que inyecté neural-terapéuticamente con procaína, al igual que hice con los ganglios sensibles y dolorosos del tronco simpático en la columna torácica. Además, le puse algunas agujas de acupuntura en la mano para que su flujo de energía, llamado "Qi de hígado" en la medicina china, siguiera su curso. La traté de acuerdo a todas las reglas de la osteopatía, la terapia neural y la acupuntura. Desafortunadamente, no pude ni mejorar ni cambiar su patrón de migraña. Todavía tenía dos ataques violentos al mes. Incluso una TVD (tomografía volumétrica digital) de los dientes, no proporcionó ninguna indicación de un campo de interferencia dental. Después de veinte tratamientos, ambos estábamos bastante desanimados y a punto de rendirnos, aceptando que la migraña provenía del trauma psicológico del campo de concentración.

Le pregunté a la paciente de nuevo si había algo que nos pudiéramos haber pasado por alto. Pensó durante mucho tiempo y luego mencionó una pequeña cicatriz circular en su mano izquierda. Ambos pensamos que una cicatriz tan pequeña no podía ser la causa de la migraña. Por ser consecuente, también inyecté la cicatriz con medio mililitro de procaína. En ese momento noté las lágrimas que corrían por las mejillas de la paciente. Le pregunté si el pequeño pinchazo le dolía tanto.

Tuvo un ataque de llanto y no pudo responderme durante unos minutos. Finalmente pudo hablar y me dijo que en el momento de la inyección habían vuelto repentinamente los recuerdos de cuando tenía catorce años y un carcelero del campo de concentración le había apagado un cigarrillo en la mano. Ese fue el último tratamiento. Desde entonces cada año he recibido una postal suya que empieza con la frase: "¡Y de nuevo he pasado un año sin migraña!".

Caso 30: Gluten, moho, hipotiroidismo e intolerancia a la histamina

Una funcionaria de 23 años de edad sufría de migraña dos o tres días a la semana. Debido a una inflamación autoinmune de la glándula tiroides (enfermedad de Hashimoto), tomaba hormonas tiroideas. Se quejaba de frecuentes diarreas, asma, falta de aliento y fatiga constante. Estos síntomas comenzaron hacía cinco años, poco después de haber terminado su formación y comenzado su nuevo trabajo en el ministerio.

Durante las pruebas de laboratorio encontramos una intolerancia a la histamina. La paciente comenzó a hacer una dieta baja en histamina. Cuando quería comer alimentos que contenían histamina, tomaba oxidasa de diamina, la enzima que degrada la histamina, en forma de tabletas de daosin. Solo con esto mostró una clara mejoría en los síntomas. Los ataques de migraña se redujeron a intervalos de una a dos semanas. Por sugerencia mía, la paciente llevaba un diario de migrañas en el que anotaba todas sus comidas y sus ataques de migraña. Después de unas pocas semanas nos dimos cuenta de que parecía haber una conexión entre el consumo de productos de harina de trigo y una mayor probabilidad de ataques de migraña. Sin embargo, los resultados de laboratorio no mostraron ni una intolerancia a las proteínas del trigo, ni una intolerancia al gluten. Le prescribí una dieta baja en histamina y sin gluten. Una vez más la migraña mejoró considerablemente. Tenía ataques de migraña cada cuatro a seis semanas. Al principio no tenía ninguna explicación plausible para ello, pero más tarde la encontré en el libro *Wegweiser Nahmittelintoleranzen* del profesor universitario Dr. med. Ledochowski. Él escribe: "Poco se sabe de que el gluten puede causar molestias en pacientes con intolerancia a la histamina, así como en pacientes con intestino irritable. La razón que lo explica es que el gluten se descompone en productos de degradación que hacen que ciertas células del cuerpo (mastocitos) liberen histamina rápidamente y en grandes cantidades. Esta liberación de histamina provoca síntomas similares a los de la alergia, aunque no se haya producido ninguna reacción alérgica".

El caso de esta paciente muestra que también parecen existir formas de intolerancia al gluten que no van acompañadas de un aumento de los anticuerpos contra el gluten. El Dr. Davis también hizo esta observación y la describió en su libro *Sin trigo, gracias (Wheat Belly)*.

Pero la migraña aún no había sido derrotada por completo. El hecho de que la migraña hubiera comenzado después de que la paciente se hubiera trasladado a su nueva oficina hacia cinco años nos puso en el buen camino. Le pregunté acerca de cualquier olor notable en el trabajo. Me dijo que muchos visitantes pensaban que su oficina olía como a sótano. Ella misma se había acostumbrado tanto al olor que ya no se daba cuenta. Le aconsejé que revisara la habitación en busca de moho. Al día siguiente arrancó un gran trozo de papel pintado de la pared, detrás de su silla de oficina. La repugnante capa viscosa de moho negro en el papel de la pared apestaba tanto que ella apenas podía respirar. Como su superior consideraba que ella estaba haciendo una montaña de un grano de arena, primero tuve que escribirle a la paciente un certificado médico. Le certifiqué que sus problemas de salud se debían probablemente al moho y que necesitaba urgentemente una oficina en buenas condiciones y libre de moho. Entonces pudo mudarse a otra habitación y a partir de entonces tuvo una función pulmonar mucho mejor y no sufrió ningún ataque de migraña.

 Probablemente la inhalación permanente de esporas de moho también llevó a la liberación de histamina de los mastocitos, lo que, junto con el gluten y los alimentos que contienen histamina, causó un nivel total de histamina muy alto. Eso llevó finalmente a la irritación del generador de migraña en el tronco encefálico y por lo tanto también a los nervios trigéminos, provocando cambios en los vasos sanguíneos, falta de aire, estrés nitro-oxidativo y ataques de migraña.

Caso 31: Muela del juicio oculta

Desde que tenía 18 años, una secretaria de 25 años, con una tez muy pálida, había sufrido de ataques de migraña severos que a menudo duraban varios días. Estaban acompañados de una gran sensibilidad a la luz.

Su historial médico y las pruebas de laboratorio no mostraron anormalidades. El examen osteopático solo mostró desviaciones menores que no pudieron aclarar la gravedad de los síntomas. El más notable fue un punto doloroso de presión a nivel de la tercera vértebra cervical. Los puntos dolorosos por presión, en el área entre la parte posterior de la cabeza y los hombros, indican campos de interferencia en el área de la cabeza. Fueron clasificados por el Dr. Ernesto Adler y Dr. Langer y asignados a los diferentes campos de interferencia. Por ello, se denominan puntos de presión Adler-Langer y son muy fiables desde el punto de vista diagnóstico. Un punto de dolor por presión a nivel de la tercera vértebra cervical corresponde a un campo de interferencia en el maxilar inferior. Los dientes no mostraron ninguna caries. La paciente no tenía dolor de muelas, ni dientes coronados ni dientes con raíces. Estaba orgullosa de sus dientes perfectos, que había cuidado especialmente desde su infancia. Por lo tanto, no fue fácil hacer que la paciente se sometiera a una radiografía de sus dientes. Sin embargo, logré que entendiera las posibles conexiones y la transferí a una TVD, tomografía volumétrica digital. Esta imagen tridimensional de la dentición se puede girar en todas las direcciones en la computadora y por lo tanto permite diagnósticos más confiables que las imágenes de rayos X ordinarias. En la TVD, una muela del juicio retenida, es decir, aún cubierta de tejido, apareció en el maxilar inferior derecho. Sus raíces se encuentran muy cerca del canal mandibular, un canal óseo a través del cual pasa el nervio que abastece sensiblemente a la mandíbula inferior. Ninguno de los demás dientes mostró anormalidades.

El día que la paciente vino a verme, con las imágenes de TVD, tuvo otro ataque de migraña.

Después de evaluar la TVD, infiltré un mililitro de procaína en la cubierta de la muela del juicio y en el tejido circundante. En unos segundos la paciente pálida literalmente floreció y sus mejillas se pusieron de color rosa. Estaba extremadamente sorprendida porque los dolores de cabeza desaparecieron de un solo golpe. Recomendé a la paciente que estuviera atenta por si apareciera un nuevo ataque de migraña y le pedí que, en ese caso, se pusiera en contacto conmigo inmediatamente. Después de seis semanas vino a la consulta con migraña. Hasta ese día no había tenido ningún dolor de cabeza. Inyecté otro mililitro de procaína cerca de la muela del juicio y de nuevo pudimos observar el mismo fenómeno. El dolor desapareció inmediatamente y la palidez facial dio paso a una tez sana. Esto identificó claramente el campo de interferencia. Le expliqué a la paciente que era necesario extraerle la muela, si no quería venir a verme cada poco tiempo. La idea de ir al cirujano maxilofacial era inicialmente muy desagradable para ella y dijo que quería volver a intentarlo. Pero cuando volvió a mi consulta con migraña, después de otras seis semanas y repetimos el experimento por tercera vez, aceptó que era el momento de que le sacaran la muela. Esto condujo a una curación completa de la migraña, como comprobé cinco años más tarde cuando la paciente volvió a mi consulta debido a otro problema.

Caso 32: Puente unido a un diente muerto

Una funcionaria de Hacienda de 42 años de edad había estado sufriendo durante varios años de migrañas con aura, fatiga y una arritmia cardíaca pronunciada.

Los resultados del laboratorio eran normales, excepto un valor ligeramente alto de los niveles de endotoxinas.El examen osteopático también era poco notorio.

Su historial médico reveló una relación temporal entre la aparición de sus síntomas y un tratamiento dental en el que se colocó un puente en su mandíbula inferior. La radiografía mostró que el puente estaba unido a dos dientes, uno de los cuales tenía la raíz muerta y presentaba una osteítis difusa (inflamación ósea), por lo que inyecté procaína en la zona de la raíz del diente muerto de la paciente, lo que hizo que los síntomas desaparecieran durante unos días. Envié a la paciente al dentista para que le quitara el puente y el diente muerto. Volvió al mismo dentista, que ya le había colocado el puente y no recibió un examen radiológico de los dientes que servían como pilares de soporte. Su reacción fue decepcionante, pero no inesperada. Negó cualquier relación entre el diente muerto y las quejas de la paciente y se negó a extraer el diente con el puente. Sin poder resolver nada, la paciente regresó a mi consulta. Dos médicos, dos opiniones. ¿Qué debía hacer ahora? Le pedí a la paciente que volviera inmediatamente a verme en cuanto tuviera la próxima crisis de migraña. Al día siguiente volvió. Pálida y sufriendo, llegó ante mí. De nuevo inyecté procaína cerca de la raíz del diente muerto. Una vez más, la migraña desapareció por completo en un minuto. Con esta prueba pude convencer finalmente a la paciente de que sus dolencias estaban causadas por el diente. La envié a otro dentista que le extrajo el diente. En el momento de la extracción, un olor particularmente desagradable se extendió por la consulta. En ese día desaparecieron la migraña, la arritmia cardíaca y el síndrome de fatiga y nunca volvieron a aparecer.

¿Qué había sucedido? El diente muerto, que por sí solo era un campo de interferencia para el cuerpo debido a la carga tóxica de la raíz que se pudría lentamente, fue irritado adicionalmente por las tensiones de compresión y tracción en su función como pilar del puente. Esto finalmente hizo explotar la capacidad del cuerpo para compensar y desbordar el vaso. Debo añadir que no siempre es posible asumir que la raíz del diente ha sido extraída extrayendo el diente muerto. Es posible que todavía exista una osteonecrosis en el hueso de la mandíbula, la llamada "NICO" (neuralgia/dolor nervioso, osteonecrosis formadora de cavidades), que debe ser extirpada quirúrgicamente para que los síntomas puedan desaparecer. Estas osteonecrosis también se describen en la bibliografía de especialidad como "osteítis alveolar húmeda o supurada" u "osteomielitis oculta" (recomendación 13 de la bibliografía). Estos son bultos grasos que se sacan literalmente con una cuchara de la cavidad medular del hueso. Una indicación de ello es el aumento de los valores de "RANTES" en la sangre y la baja densidad ósea al medir con el dispositivo de ultrasonido CAVITAT en el punto correspondiente de la mandíbula. A menudo, la imagen normal de rayos X desafortunadamente no muestra nada de esto, lo que conduce a falacias.

Caso 33: Implante de titanio

Una esteticista de 30 años de edad había visto mermar su salud
constantemente durante los últimos tres años. Ella sufría de severos
ataques de migraña y por lo tanto a menudo tenía que retirarse a
una habitación oscura durante días y días. Se quejaba de debilidad
muscular, pérdida de peso y fatiga extrema. Le diagnosticaron una
posible esclerosis múltiple. El deterioro de su salud había comenzado después de haber pagado más de 20.000 euros por una cara
restauración de su dentadura con caries y falta de piezas dentales,
lo cual incluía tres implantes de titanio.

El titanio ha sido considerado uno de los mejores materiales para
implantes durante muchos años. El titanio es ampliamente utilizado en odontología y ortopedia porque se cree que no causa alergias. Sin embargo, algunos pacientes responden con una reacción
inmunológica.

Por mi urgente recomendación, la paciente aceptó, muy a su
pesar, la extracción de los tres implantes de titanio del hueso. Tres
tornillos de titanio de olor desagradable, descoloridos, con una
capa bacteriana negra y grasienta fueron extraídos. Basándose en
esta experiencia, la paciente no quiso más implantes, y optó por
una prótesis removible. El día después de que los implantes fueran
eliminados ella tuvo su último ataque de migraña.

Para explicar este caso, me gustaría citar el excelente libro *Kavitä-*
tenbildende Osteolysen des Kieferknochens del Dr. Johann Lechner:
"La causa de una sensibilidad al titanio, aparte de la formación de
partículas del implante, es la excesiva reacción inflamatoria de
las células inmunitarias que se produce en algunos pacientes tras
el contacto con estas partículas de titanio. Esto no se debe a la
presencia de linfocitos específicos de titanio, por lo que la prueba
LTT casi siempre muestra resultados negativos, sino en una mayor predisposición a la inflamación de las células inmunitarias no
específicas, como los monocitos y los macrófagos tisulares, tras el
contacto con las partículas de titanio".

Aunque se consiguen altas tasas de cicatrización con implantes de titanio, siempre hay pacientes con intolerancias. Si un implante es absolutamente necesario, es mejor utilizar un implante de zirconio, que es mucho mejor tolerado. Cuando el titanio se introduce en el cuerpo, se oxida permanentemente. Las diminutas partículas de óxido de titanio son entonces probablemente confundidas con bacterias por el sistema inmunológico y "devoradas" por los llamados macrófagos. En el proceso, se liberan sustancias mensajeras. Estas ocasionan infecciones que pueden derivar rápidamente en inflamación.

Caso 34: Disfunción craneosacral y campo de interferencia „en el cuero cabelludo" después de un accidente por montar a caballo

Este antiguo gerente de 60 años de edad había estado sufriendo durante veinte años de terribles ataques de migraña que lo dejaban fuera de combate al menos una vez a la semana durante dos días. Entre los ataques se quejaba de un dolor de cabeza casi permanente, de leve a moderado, mareos, agotamiento y otro tipo de síntomas. Debido a su sufrimiento, se jubiló anticipadamente. Antes de este tiempo, rara vez tenía dolores de cabeza. Había sido un jinete aficionado muy activo durante más de 25 años y había tenido varias caídas violentas del caballo.

Cuando tomé su cabeza en mis manos durante el primer examen osteopático, me pareció como una piedra. Apenas podía percibir los movimientos rítmicos de estiramiento y contracción, que normalmente son muy notables en la cabeza. La cabeza está compuesta de 22 huesos del cráneo que están conectados por suturas móviles. Toda la estructura normalmente se expande y se contrae de nuevo unas diez veces por minuto de media. Este es el llamado ritmo craneosacral. La cabeza de este paciente parecía como si estuviera atada por una banda de acero. Cuando puse mis manos sobre su cabeza, al principio fue bastante desagradable para él, ya que el peso de mis manos comprimía adicionalmente la cabeza. Pero eso cambió rápidamente. Con las técnicas de la osteopatía craneosacral disolví los patrones de tensión hasta que volví a sentir algo de movimiento y elasticidad bajo mis manos. Además, mejoré sistemáticamente las condiciones de drenaje de los conductores venosos bajo el cráneo (senos venosos) en un orden lógico. Cuando terminé el tratamiento con una técnica que comprimió el cuarto ventrículo (espacio de líquido cefalorraquídeo) y bombeó el agua de los nervios a lo largo de las vainas nerviosas hacia las manos y los pies, el paciente suspiró y confirmó una sensación agradable. Se levantó, movió la cabeza en todas direcciones y notó que su cabeza no se había sentido tan ligera durante muchos años. Dos semanas después concertamos una cita de seguimiento para que el laboratorio tuviera tiempo de evaluar las muestras de sangre.

Sin embargo, solo cinco días después el paciente me llamó y me preguntó si podía venir de urgencia. Estaba a la vuelta de la esquina y sintió que una nueva crisis de migraña estaba a punto de comenzar. En realidad, yo tenía pacientes hasta el final de la jornada, pero espontáneamente decidí tratarlo durante mi hora del almuerzo. Él dijo que los últimos días, después del tratamiento, se había sentido tan bien como nunca antes. Pensaba haberse curado permanentemente no solo el dolor de cabeza, sino también de la migraña. Desafortunadamente, ahora el sufrimiento había vuelto. Puse mis manos sobre su cabeza. La movilidad y la elasticidad de las placas del cráneo seguían siendo buenas. Aflojé algunas vértebras cervicales y torácicas bloqueadas y traté algunas hebras de la fascia (hebras del tejido conectivo), pero no pude detener la migraña. Le inyecté procaína cerca de los nervios de la columna vertebral torácica y de la columna cervical superior, donde encontré puntos sensibles a la presión a la derecha. Sin inmutarse, la migraña continuó su desarrollo. Le pregunté en qué parte de la cabeza sentía más dolor y me señaló un área del tamaño de un huevo de gallina en el extremo posterior derecho del hueso de la frente. Aunque no había ninguna cicatriz visible, intuitivamente tuve la idea de inundar esta área completamente con procaína. El paciente estuvo de acuerdo. Cuando inyecté cinco mililitros de procaína bajo la piel de la cabeza en esta zona, le pregunté al paciente si el dolor de cabeza había mejorado. El dolor había desaparecido por completo y el paciente estaba encantado.

 Se había producido un verdadero "fenómeno de segundos", como lo habían descrito los inventores de la terapia neural, los hermanos Huneke. En cinco sesiones más, en intervalos cada vez mayores, inyecté la misma área en la cabeza y para completar también los puntos dolorosos de presión en la columna vertebral torácica y en la columna cervical superior. Después de eso, la migraña se curó permanentemente. Una posible explicación sería que el paciente no solo sufrió un traumatismo craneal después de un accidente con el caballo, sino además una disfunción craneosacral, una lesión de las capas más profundas de la red y, por lo tanto, un campo de interferencia, en el sentido neural terapéutico. Una lesión de este tipo es invisible puesto que no deja cicatrices. Sin embargo, la inyección también podría haber tratado los puntos de acupuntura que están localizados debajo del cuero cabelludo y asignados al sistema nervioso central. En cualquier caso, más tarde observé en otros pacientes que puede valer la pena inundar con procaína las zonas dolorosas bajo el cuero cabelludo.

Caso 35: Quistes ováricos e hidronefrosis en el lado derecho del cuerpo

Durante más de cuatro años, una mujer de negocios de 36 años de edad había estado sufriendo de dolor de intensidad variable en el abdomen y la pelvis de la mitad derecha de su cuerpo, dolor de hombro y dolor de espalda, ambos en el lado derecho de su columna lumbar, que se irradiaba a su pierna derecha e ingle. Los ataques de migraña, que se hicieron más frecuentes y severos con el tiempo, habían ido en aumento durante los últimos tres años. Se había desplazado más de ochocientos kilómetros para venir a verme y ya tenía una verdadera odisea médica tras ella.

Me trajo informes médicos que revelaban una hidronefrosis en el lado derecho (bloqueo renal) y un quiste en el ovario derecho, comprobados por ecografía. Hacía dos años se sometió a una operación quirúrgica en el abdomen para encontrar la causa de las molestias. En esta ocasión el apéndice fue extirpado preventivamente, aunque no estaba inflamado. No se encontró ninguna causa, en ese momento, pero los síntomas aumentaron aún más unas semanas después de la operación. La paciente estaba desesperada.

Después de haber evaluado los hallazgos anteriores y de haber examinado osteopáticamente a la paciente, planteé la siguiente hipótesis de trabajo: la raíz del mesenterio, una conexión vascular que se extiende desde la izquierda por encima del ombligo hasta la pelvis derecha y atraviesa otras estructuras, se había acortado. Además, se había pegado al peritoneo y había comprimido tanto el tracto urinario derecho, como las venas renales, así como las venas que vienen del ovario derecho. Esto llevó a un atasco del riñón derecho con el consiguiente aumento del volumen y a un quiste en el ovario derecho. El riñón derecho agrandado y reducido en movilidad presionó sobre el músculo psoas derecho y causó un aumento de la tensión muscular, lo que provocó una irritación de los nervios de la vértebra lumbar (plexo lumbar, nervio iliohipogástrico, nervios ilioinguinales). Esta irritación provocó dolor en la vértebra lumbar derecha con radiación en la pierna derecha. El hecho de que la paciente, en una postura retorcida, apenas sintiera dolor, apoya la hipótesis, ya que en esta posición tanto la raíz del mesenterio como el músculo psoas están relajados. En varios tratamientos osteopáticos aflojé y estiré sucesivamente la raíz del mesenterio, aflojé las adherencias peritoneales y relajé el músculo psoas. Ya después del primer tratamiento, el dolor abdominal y lumbar mejoró significativamente. Después de seis tratamientos había desaparecido por completo. Curiosamente, no hubo ataques de migraña en absoluto.

¿Cómo se puede explicar que el tratamiento de las molestias también haya influido en la curación de la migraña? Una posible explicación es que la tensión de la fascia en la zona de las articulaciones de las altas cervicales y del hueso occipital, por ejemplo, a través de un ligamento (ligamentum craniale durae matris spinalis), puede influir en la tensión de la duramadre (capa externa de la membrana cerebral). Las tensiones pueden extenderse desde la fascia psoas derecha, pasando por las cadenas de la fascia, hasta la fascia cervical, las vértebras cervicales y la cabeza. Otra explicación es la irritación de las fibras nerviosas simpáticas del tronco simpático a lo largo de la columna vertebral debidas a transtornos de circulación sanguínea y las vías nerviosas aferentes de órganos irritados. Otra posible explicación son las alteraciones hormonales debido al bloqueo en el ovario derecho. Cada una de estas causas podría finalmente irritar el nervio trigémino, que está muy estrechamente conectado a las fibras nerviosas simpáticas en el área de la columna cervical superior.

Caso 36: Intolerancia genética al gluten

Una vietnamita de 40 años de edad había sufrido de cuatro a seis ataques de migraña al mes, de tres días de duración cada uno, desde la pubertad. Fue adoptada por una familia alemana a la edad de un año y creció en Alemania. Había estudiado administración de empresas y había trabajado para una gran empresa de ingeniería entre los 30 y los 35 años, con la que se había trasladado a China durante cinco años. En esos cinco años no había sufrido ni una sola crisis de migraña. Tan pronto como regresó a Alemania, los ataques de migraña continuaron el curso anterior. Le pregunté cómo había sido su dieta alimentaria durante los cinco años. Me contestó que había comido mucho arroz, verduras y carne, como los chinos. Aquí en Alemania, sin embargo, se alimentaba de pan de trigo para el desayuno y la cena y comía espaguetis en el almuerzo al menos dos veces por semana. Evitaba los productos lácteos porque sufría de intolerancia a la lactosa.

Después de escuchar esta historia, el diagnóstico estaba claro para mí. Para mantener los costes bajos, ya que la paciente era madre soltera de un niño pequeño, le sugerí que durante tres meses siguiera la misma dieta que había tenido en China. Por lo tanto, que no comiera pan, ni pasta ni ningún tipo de productos a base de harina que contuvieran gluten y que luego volviera a mi consulta. Después de tres meses, me llamó, muy feliz. No había tenido ningún ataque de migraña durante este periodo de tres meses.

¿Cuál era su problema? Ella sufría de una intolerancia genética al gluten, porque en Vietnam en los últimos milenios no había cereales que contuvieran gluten como el trigo, la cebada y el centeno, y por lo tanto no podía haber adaptación genética. La conexión me pareció tan obvia que me sorprendió que la paciente no la hubiera reconocido ella misma. Si ella no hubiera evitado los productos lácteos debido a su intolerancia a la lactosa, le habría recomendado que también los evitara.

Algún tiempo después logré liberar a otra paciente, con raíces del este asiático, de sus ataques epilépticos y del síndrome del intestino irritable crónico. También lo logré recomendando evitar el gluten. La intolerancia al gluten o la sensibilidad al gluten también está muy extendida en Europa, pero posiblemente sea aún más pronunciada en algunas regiones tradicionales de cultivo de arroz de Asia. He dedicado un capítulo aparte a la intolerancia al gluten en este libro.

Caso 37: Tensiones del saco dural cervical

 Me gusta recordar a la enfermera ruso-alemana de 60 años de edad que había sufrido desde su infancia de dolores de cabeza crónicos permanentes y frecuentes ataques de migraña. Ella era muy reacia a comenzar el tratamiento conmigo porque tenía poco dinero. Yo siempre les digo a mis pacientes, en la primera sesión, que en la mayoría de los casos son necesarias de diez a veinte sesiones para eliminar completamente los malestares. Pude convencerla de que se hiciera al menos los análisis de laboratorio y de que viniera a un par de sesiones. A través de su historial médico supe que de pequeña había sufrido un accidente de coche con un traumatismo por latigazo cervical. Su padre, que estaba borracho, chocó con un coche que frenó de pronto delante de él. Ella llevaba el cinturón de seguridad en la zona del vientre.

 Durante el examen osteopático noté que su sacro, entre las dos crestas ilíacas, había sido desplazado fuertemente hacia adelante y estaba atrapado. Solo podía inclinarse hacia adelante de forma limitada y tenía una marcha algo rígida. Su hueso occipital estaba encajado entre los dos huesos temporales y la primera vértebra cervical, por lo que la columna cervical estaba severamente restringida en su movimiento. La transición entre la quinta vértebra lumbar, el sacro y la columna torácica media e inferior estaba bloqueada. Noté patrones de tensión anormales y pronunciados en el área del cuello, el abdomen y la pelvis y todo el cráneo parecía estar limitado en movimiento.

En las primeras cuatro sesiones traté todas las disfunciones mencionadas anteriormente. Esto aseguró que la paciente se sintiera mucho más cómoda y ágil en su estado general. Sin embargo, ni su dolor de cabeza permanente ni sus ataques de migraña se habían modificado, lo que me decepcionó y me irritó. En la quinta sesión traté principalmente la cabeza y las membranas internas. Cada vez que la trataba, le preguntaba si algo había cambiado respecto al dolor de cabeza crónico. Cuando casi me había resignado porque la paciente no sentía ninguna mejoría con ninguno de los tratamientos osteopáticos, probé una técnica diferente. Esta técnica implicaba acercar los extremos de la hoz del cerebro (falx cerebri) y la hoz del cerebelo (falx cerebelli), las membranas que separan las dos mitades del cerebro, y aproximarlas una a la otra. Cuando le pregunté de nuevo a la paciente si el dolor de cabeza era, en ese momento, más fuerte o más débil, me dijo, sorprendida, que en ese momento no lo sentía en absoluto. Le pedí que se sentara y se concentrara en su cabeza y en lo que sentía cuando se movía. Se sentó y giró la cabeza hacia adelante y hacia atrás. El dolor había desaparecido. Le pregunté cuándo fue la última vez que estuvo sin dolor de cabeza, como en ese momento. No podía recordar haber estado sin dolor de cabeza en ningún momento. Ahora era ella. La ausencia de dolor duró tres días, luego el dolor de cabeza comenzó de nuevo. Traté a la paciente dos veces más. Después de eso, tanto el dolor de cabeza permanente como la migraña desaparecieron permanentemente. Mi llamada de control, después de un año, lo confirmó.

Ahora se puede uno preguntar si no habría sido suficiente con el último tratamiento, que finalmente interrumpió el círculo vicioso del dolor. Por mi experiencia, puedo decir que con toda probabilidad esto no habría llevado a la meta. Si no hubiera creado los requisitos previos para la curación mediante el trabajo preliminar sobre las otras estructuras corporales, la técnica aplicada al final probablemente habría sido ineficaz. Tal vez se podría explicar la situación de esta manera: un elefante es atado con cuatro cadenas a los cuatro pies. Si se le sueltan tres cadenas, al principio se sentirá un poco más cómodo y tendrá un poco más de espacio para moverse. Sin embargo, no obtendrá total libertad y no podrá disfrutar de haber cortado las tres primeras cadenas hasta que se haya liberado también de la cuarta.

El éxito del tratamiento tuvo que ver con el alivio de romper una reacción en cadena: el nervio trigémino, que inerva las meninges, cuyos receptores de tensión estaban constantemente irritados por la tensión continua desde el sacro hasta la cabeza, fue aliviado. Como resultado, el efecto negativo sobre el nervio trigémino se eliminó y no hubo más dolores de cabeza ni migrañas.

Caso 38: Intolerancia al gluten sin anticuerpos

 Una paciente de 48 años de edad padecía un ataque de migraña al menos una o dos veces por semana desde su primera infancia. Además, tenía una sensación constante de náuseas leves y gran cansancio. No había tenido ningún accidente.

 Mi primera sospecha fue la intolerancia alimentaria. Sin embargo, no pude encontrar nada sospechoso en ninguno de los exámenes de laboratorio. Ella había estado sufriendo de una ligera intolerancia a la lactosa durante muchos años, pero durante más de cinco años había renunciado por completo a los productos lácteos sin ningún cambio en su sintomatología. No tenía ningún anticuerpo contra los alimentos, ni contra el gluten, ni intolerancia a la histamina. Todos los análisis de laboratorio fueron irrelevantes. Los ligeros patrones de tensión encontrados durante el examen osteopático, que resolví rápidamente, tampoco podían explicar los síntomas. La inyección terapéutica neural en los campos de interferencia potenciales, con anestesia local, no mejoró los síntomas. Los dientes fueron examinados por DVT, una radiografía tridimensional, y todo estaba en perfectas condiciones. Según la paciente, tampoco tenía conflictos importantes en su vida.

 ¿Cómo podría ayudar a esta paciente? Tuve la suerte de recibir el libro *Sin trigo, gracias* durante ese tiempo. En este libro, el Dr. Davis, un médico estadounidense, describe el caso de una paciente con colitis ulcerosa cuya enfermedad autoinmune había progresado tanto que la extirpación quirúrgica de una parte del colon y una salida intestinal artificial eran inminentes. El Dr. Davis convenció a su paciente para que probara una dieta sin gluten durante varios meses, aunque no se detectaron anticuerpos contra los componentes del gluten, gliadina y transglutamina en la sangre y las heces. La paciente, que por supuesto al principio dudaba del sentido de este tratamiento médico radical, debido a los valores normales de laboratorio, sin embargo, aceptó la dieta en su desesperación y pánico ante una próxima operación. Y en realidad mejoró cada vez más. La inflamación de los intestinos disminuyó. Ya no necesitaba una operación ni una salida intestinal artificial y se recuperó completamente en pocos meses.

¿Una intolerancia al gluten sin anticuerpos? Con este caso frente a mí y los síntomas de mi paciente, con sus ataques de migraña, su fatiga permanente y sus náuseas permanentes, en mi mente, de repente se me ocurrió la idea ¿Sufriría de intolerancia al gluten sin anticuerpos detectables? Durante su próxima visita, le sugerí que evitara completamente los productos que contienen gluten como el trigo, la espelta, el centeno y la cebada durante al menos seis semanas. Ella aceptó hacerlo. Concertamos una cita seis semanas después. A esta cita vino con las palabras: "Bueno, doctor, tengo una noticia buena y otra mala. La noticia buena es que no he tenido migraña, ni dolor de cabeza en cuatro semanas. También las náuseas permanentes han desaparecido y ya no estoy constantemente cansada y agotada. Siento que he renacido". Eso me hizo muy feliz, por supuesto, y le respondí: "¡Es fantástico! Pero entonces, ¿cuál es la mala noticia?" "La mala noticia es que no sé cómo superar la tristeza de mis 48 años perdidos. ¿Por qué nadie me lo dijo antes?".

Caso 39: Tension en los musculos mandibulares y en la columna cervical

Una estudiante de diseño de 25 años había estado sufriendo desde hacía cuatro años de ataques de migraña al menos una vez a la semana. No pudo mencionar un desencadenante para el inicio de los ataques. Varios médicos le habían aconsejado que se sometiera a un tratamiento psicoterapéutico, probablemente porque a primera vista parecía muy frágil, tierna, pálida y vulnerable. Sin embargo, una vez que llegabas a conocerla mejor y hablando con ella, rápidamente se hacía evidente que había una personalidad psicológicamente bastante sana, sin conflictos serios en la vida.

El examen osteopático reveló que sufría de un problema con las dos vértebras cervicales superiores. El dolor siempre estaba detrás del ojo derecho. Se desencadenaba por la presión sobre el proceso transversal de la segunda vértebra cervical y también por la presión sobre un músculo de la mandíbula en el maxilar superior derecho (pterigoideus lateralis). Las demás pruebas no revelaron nada extraordinario. La paciente acudió a mí en una fase en la que principalmente trataba a los pacientes con problemas cervicales de forma neuralterapéutica y osteopática, pero todavía estaba poco versado. Así que inyecté anestesia local en las articulaciones de la cabeza y las dos articulaciones facetarias superiores de esta paciente. En un ataque agudo de migraña, normalmente esto reducía severamente los síntomas y duraba varias horas, pero no podía eliminar completa y permanentemente el dolor de cabeza. A menudo volvía a reavivarse después de dos horas. Como no había logrado ninguna mejora a largo plazo ni siquiera después de diez tratamientos, decidí adoptar una estrategia diferente.

Recordé una técnica osteopática que el ortopedista americano Dr. Jones había descubierto, la técnica de contraesfuerzo. Esta técnica trata de llevar las partes del cuerpo a una cierta posición doblando, estirando, girando, inclinando, empujando o tirando del área del tejido inicialmente inflamado, hasta que el "punto sensible" ya no reacciona con dolor a la presión. Si es posible encontrar esta posición y mantenerla bajo tensión durante noventa segundos, el punto inicialmente sensible a la presión a menudo deja de ser doloroso. Así que durante un ataque de migraña que se acercaba, primero ajusté el punto sensible en el arco posterior del atlas estirando fuertemente su cabeza hacia atrás y luego empujándola hacia adelante hasta que el punto fuera suave e insensible. Después de 90 segundos liberé la tensión al poner su cabeza en posición normal y volví a hacer la prueba. El punto sensible ya no era palpable ni perceptible. Luego, ajusté el punto sensible al proceso transversal derecho de la segunda vértebra cervical. Para ello llevé su cabeza a una fuerte inclinación lateral hacia la derecha, de modo que casi se apoyaba sobre su hombro y la mantuve de nuevo 90 segundos en esta posición, hasta que dejó de ser sensible. Con estos dos puntos el comienzo de la migraña y el dolor de cabeza habían desaparecido repentinamente. La traté de nuevo después de seis semanas. Después de eso, no necesitó ningún otro tratamiento. Su migraña estaba curada.

¿Cómo puede explicarse la curación? La parte derecha del arco posterior del atlas presionaba la médula espinal y los nervios que vienen de allí. Por la razón que sea, se movió hacia la izquierda y hacia adelante. La técnica de contraesfuerzo se utilizó para crear un nuevo equilibrio de tensión entre los músculos, las fascias y los ligamentos de las vértebras cervicales altas, lo que permitió que las vértebras volvieran a su posición original. Desde entonces he podido resolver varios casos similares en los que el problema principal estaba en el área de las vértebras cervicales superiores utilizando esta técnica, pero a menudo ha sido necesario resolver primero los otros músculos tensionados más abajo, como los que se notan después de accidentes, lesiones por latigazo cervical, operaciones, etc. Con la técnica de contraesfuerzo pude romper la última cadena que ataba al paciente, por así decirlo.

Caso 40: "La píldora"

Una fisioterapeuta de 24 años había sufrido ataques de migraña cada vez más frecuentes desde la pubertad. Cuando vino a verme, tenía al menos dos ataques de migraña a la semana.

Basándome en su historial médico, los análisis de laboratorio y el examen osteopático, inicialmente asumí que este caso sería fácil de resolver. Su historial mostró que probablemente tenía intolerancia a los carbohidratos. En el laboratorio, se pudo detectar un estrés nitro-oxidativo claro y, en consecuencia, una deficiencia de vitamina B12 y una pronunciada intolerancia a la histamina. El examen osteopático mostró varios bloqueos vertebrales e irritaciones nerviosas inflamatorias a lo largo de la columna vertebral. En mi opinión, cada uno de estos síntomas habría sido suficiente por sí mismo para provocar una migraña. Traté la columna vertebral de forma osteopática y neuralterapéutica, prescribí una dieta baja en carbohidratos, alta en grasas y baja en histamina y cápsulas de daosina para una mejor degradación de la histamina, e inyecté altas dosis de vitamina B12 para compensar el nitrostrés. ¿Cuál fue el resultado? Casi nada cambió. Aunque traté a la paciente casi semanalmente durante varios meses con tratamiento osteopático y neuralterapéutico, solo mejoró ligeramente, en el sentido de que a veces había una semana sin migraña. Eso fue extremadamente insatisfactorio. Tenía que haber un obstáculo terapéutico en alguna parte. Según mi experiencia, había cuatro posibilidades. O bien la paciente tenía un grave conflicto psicológico, que no era el caso, según afirmaba. O había un campo dental que interfería, lo que era bastante improbable, ya que la paciente tenía dientes muy cuidados y libres de caries. La tercera posibilidad era una intolerancia alimentaria ignorada, pero la paciente estaba muy informada y comprometida y ya hacía una dieta baja en histamina. Por último, pero no menos importante, los productos hormonales artificiales como la "píldora", las espirales hormonales, etc. podrían ser causas posibles. La paciente había estado tomando "la píldora" durante varios años y no quería dejar de tomarla. Decía que la necesitaba como anticonceptivo y contra su acné.

Le pedí a la paciente que hiciera una prueba hormonal para determinar la presencia de estrógeno y progesterona, a pesar de que sabía que tomaba la píldora y que, por lo tanto, era de esperar que los niveles hormonales fueran muy bajos. Las sustancias químicas con efectos semejantes a las hormonas suprimen la producción natural de progesterona. Pero necesitaba estos resultados de laboratorio para mostrarle que sus niveles hormonales, a pesar de su edad juvenil, eran similares a los de una mujer en la menopausia. Le expliqué que "la píldora" con sus hormonas artificiales, químicamente modificadas, produce caos en el cuerpo, lleva a un mayor consumo de vitamina B1, B3, B6, ácido fólico y vitamina C y puede ser un obstáculo para la terapia. Sin embargo, a mi pesar, no pude convencerla de que dejara de tomar "la píldora", por lo que suspendimos el tratamiento sin éxito.

Nueve meses más tarde me envió un correo electrónico en el que explicaba que ya no tomaba la píldora y que el dolor de cabeza había desaparecido. Volvía a tener granos, pero no más dolores de cabeza. Parece que la culpable de su dolor de cabeza fue solo "la píldora". Cuando intentaba volver a tomar "la píldora", durante un corto período de tiempo debido a los granos, los ataques intensos de dolor de cabeza regresaban. Soy de la opinión de que la píldora es uno de los obstáculos más comunes para el tratamiento de la migraña. Le recomendé que usara una crema de dosis baja con progesterona idéntica a la natural para tratar el acné. Así fue posible hacer que el acné volviera a desaparecer en muy poco tiempo. Después de haber eliminado todos los demás factores de estrés del vaso de causas, el factor "píldora" era el único que quedaba para inclinar la balanza. Tan pronto como este factor de estrés fue eliminado del cuerpo, el organismo pudo autorregularse con éxito.

Caso 41: Infección por Helicobacter pylori

 Una esteticista menuda de 38 años de edad había estado sufriendo de ataques de migraña de frecuencia y gravedad variables durante unos 18 años. Cuando vino a verme para que la tratara, tenía de cuatro a cinco ataques al mes. Por su historial médico me enteré de que ella también había estado sufriendo de una fuerte intolerancia a la fructosa durante 20 años, razón por la cual apenas comía fruta. También sufrió durante mucho tiempo de una gastritis crónica muy dolorosa, que había intentado combatir, una y otra vez, sin éxito a largo plazo, con los bloqueadores de ácido (inhibidores de la bomba de protones).

 Los análisis de laboratorio mostraron que no había estrés nitro-oxidativo, sino un claro aumento del nivel de ácido metilmalónico, lo que indicaba una fuerte deficiencia de vitamina B12 en las células del cuerpo. La paciente tenía un suministro insuficiente de vitamina C y anticuerpos muy elevados contra una bacteria que vive en el estómago llamada *Helicobacter pylori*, que impide la curación de gastritis y úlceras estomacales. Le recomendé a la paciente que tomara un ciclo de tratamiento de una semana con una mezcla de dos antibióticos y un bloqueador de ácido, le inyecté su dosis alta de vitamina B12 y le administré su dosis alta de vitamina C en forma de infusiones. Anteriormente había comprobado que ella no tenía ningún defecto enzimático, llamado falta de glucosa-6-fosfato deshidrogenasa (G-6-PD), que pudiera representar una contraindicación para las infusiones de vitamina C. Durante la semana de tratamiento, la paciente tuvo dos ataques de migraña y no se sentía bien en general. Después de eso, sin embargo, tanto la gastritis, con el persistente dolor de estómago, como la migraña, se curaron permanentemente sin que tuviéramos que hacer nada osteopáticamente o neuroterapéuticamente. Entonces reconstruimos la flora intestinal dañada por el antibiótico en cuatro meses mediante una rehabilitación intestinal. La paciente estaba completamente sana.

¿Cuál era la explicación? La paciente probablemente había contraído una infección hacía unos veinte años con la bacteria *Helicobacter pylori*, que también es muy común entre personas sin problemas estomacales. Esta bacteria, que reacciona de forma muy sensible a la vitamina C, había encontrado unas condiciones de vida óptimas en el estómago de la paciente, ya que se alimentaba prácticamente sin fruta y, por lo tanto, con muy poca vitamina C, debido a su intolerancia a la fructosa. Los tratamientos frecuentes, con bloqueadores de ácido para aliviar el dolor, habían llevado al hecho de que la absorción de vitamina B12 estuviera muy restringida. Para absorber la vitamina B12 es indispensable la formación de células parietales de la mucosa gástrica, cuya formación se ve perturbada por los bloqueadores de ácidos. A su vez, esto conduce a una deficiencia de vitamina B12 con una restricción de la función mitocondrial que puede desencadenar fácilmente el generador de migraña. Las tabletas de vitamina B12 no ayudan con este tipo de deficiencia, ya que su absorción también falla, debido a la falta del factor intrínseco. Este problema se puede evitar con inyecciones de vitamina B12. Por cierto, el caso descrito aquí se remonta a varios años atrás y puedo decir hoy que la erradicación de las *Helicobacter pylori* a menudo también es posible incluso sin antibióticos. De acuerdo con el Dr. Kuklinski, un tratamiento de un mes solo con altas dosis de vitamina C por la mañana y con doscientos miligramos de ascorbato de calcio por la noche puede funcionar. De esta forma, ni la flora intestinal ni las mitocondrias se ven afectadas.

Caso 42: ¿Absceso dental o enfermedad de Lyme?

 Una empleada de banco de 35 años de edad sufría frecuentes dolores de cabeza, desde su infancia, que se convertían, cada vez más frecuentemente, en ataques de migraña que duraban varias horas y que fueron los causantes de su visita a mi consulta. Al final tenía al menos 15 días de migraña al mes. Ella quería que sus articulaciones, frecuentemente doloridas en los hombros, muñecas y rodillas, fueran examinadas osteopáticamente, así como sus arritmias cardíacas.

 Durante el examen de laboratorio se observó que su valor de PCR, un marcador de inflamación, había aumentado al doble del valor normal máximo. Su nivel de endotoxina también era ligeramente superior. Por lo tanto, la paciente tenía una inflamación en su cuerpo. ¿Pero dónde? Primero la envié al dentista para obtener imágenes de TVD de sus dientes y para obtener pistas sobre la inflamación en el área dental. De hecho, una inflamación era visible debajo de la raíz muerta del último diente molar en el maxilar superior izquierdo. El dentista sacó el diente y recomendó tomar cierto antibiótico durante una semana para evitar que las bacterias se propagaran por todo el cuerpo. Tres semanas después, la paciente vino a mi consulta radiante. No había sufrido ni un solo ataque de migraña desde que el diente muerto y la inflamación desaparecieron. Ambos estábamos contentos y yo casi quería dar el caso como resuelto, pero le pedí a la paciente que volviera después de otras seis semanas para estar seguro, ya que una cuestión me hizo dudar. Tenía migrañas desde la infancia. Sin embargo, el campo de interferencia dental ciertamente no existía desde su infancia. Así que tenía que haber al menos otra causa. De hecho, la paciente me dijo siete semanas después que sus ataques de migraña habían desaparecido durante seis semanas, pero luego habían regresado y eran tan agudos como siempre.

 ¿Qué había pasado? Sospeché que el primer causante de la migraña no había sido el diente muerto. Pero ¿qué fue lo que la liberó entonces durante seis semanas de la migraña? ¿Habría sido el antibiótico? Eso significaría que la migraña estaba causada por una infección, que temporalmente había sido atenuada por el antibiótico y después de su efecto, se volvió a reavivar. Debido a las molestias difusas de la paciente en las articulaciones, pedí que analizaran el valor de las células CD-57 en el laboratorio. Estas células se reducen en gran medida en inflamaciones causadas por las infecciones por *Borrelia* y *Clamidia*, entre otras, y determinan los anticuerpos contra la borrelia. A pesar de ello, la paciente no recordaba ninguna mordedura de garrapata o picadura de tábano en los últimos años. *Borrelia* o la enfermedad de Lyme es conocida por desencadenar mucho dolor en las articulaciones, así como arritmias cardíacas y migraña. De hecho, los resultados indicaban que las células CD-57 se habían reducido considerablemente. En una de las tres pruebas que llevé a cabo, los anticuerpos contra *Borrelia* eran elevados. Aquí hay que decir que, según algunos colegas, las infecciones crónicas por *Borrelia* no están necesariamente asociadas a un valor elevado de los anticuerpos en la sangre y, por lo tanto, a menudo, no se pueden detectar estas infecciones durante mucho tiempo. Así que estaba satisfecho de que dos analíticas mostraran indicios de una infección de *Borrelia*. La infección por *Clamidia* la descarté en otra prueba de laboratorio. Traté a la paciente de acuerdo a un régimen de terapia especial, que ella continuó aplicando permanentemente. Como resultado, los ataques de migraña fueron reduciendose en frecuencia e intensidad.

Yo desaconsejaría expresamente los antibióticos utilizados durante largos periodos de tiempo. La idea de erradicar las infecciones crónicas de *Borrelia*, que han existido durante décadas, con antibióticos es bastante ilusoria. Las bacterias *Borrelias* son camaleónicas y pueden esconderse en las células así como en biopelícula en las articulaciones y en el sistema nervioso. Allí esperan hasta que el antibiótico está fuera del cuerpo otra vez. Conozco casos en los que los pacientes arruinaron completamente sus mitocondrias y su salud debido a que tomaron antibióticos durante años sin conseguir aniquilar estas bacterias. Sin embargo, hay medicación que puede mantenerlas a un nivel bajo, para una convivencia a largo plazo sin mayores molestias. Sobre este tema ha escrito mi colega el Dr. Dietrich Klinghardt, quien ha estado investigando durante décadas y ha hecho interesantes sugerencias. El caso de esta paciente es un ejemplo de cómo las infecciones también pueden desencadenar migrañas. Se pueden administrar antibióticos, pero solo tiene sentido en casos de infecciones agudas cercanas en el tiempo, o como una prueba, para ver si se pueden activar intervalos libres de síntomas. En cualquier caso, es muy importante llevar a cabo una cura durante varios meses para reconstruir la flora intestinal destruida por el antibiótico.

Caso 43: Foramen oval abierto

Me había impresionado profundamente el hecho de que un hombre pudiente de negocios ruso de 47 años de edad, algo corpulento, volara de Moscú a Stuttgart una vez a la semana para recibir tratamiento en mi consulta. Desde los 39 años de edad sufría de severos ataques de migraña con aura, náuseas, vómitos, sensibilidad a la luz, trastornos del habla y de la visión. Esto ocurría especialmente después de que hiciera esfuerzos físicos. Por este motivo evitaba hacer ejercicio. Los ataques se habían vuelto cada vez más frecuentes en el último año. Últimamente eran de cuatro a ocho ataques al mes. A menudo se sentía extrañamente cansado, con un rendimiento disminuido y, después de esfuerzos menores, sin aliento y agotado.

Las pruebas de laboratorio que hice fueron irrelevantes. Ni siquiera tenía estrés nitro-oxidativo o deficiencia de vitamina b12, tal como sospeché al principio. Tenía una dieta saludable, baja en carbohidratos y leía libros sobre alimentación sana. Desde el punto de vista osteopático, existían algunas disfunciones menores, pero su tratamiento no mejoró su estado en absoluto. Inyecté todos los campos de interferencia potenciales neuralterapéuticamente con anestésicos locales. No hubo resultados satisfactorios. Estaba claro que tenía que apresurarme con el diagnóstico; simplemente solo por el largo viaje del paciente, no vendría a mi consulta veinte veces si sus síntomas no mejoraban. No podía decepcionar la enorme confianza que el paciente había depositado en mí. Me sentí bajo enorme presión por conseguir el éxito de su caso.

¿Dónde podría estar la causa? Dado que en el caso de los pequeños esfuerzos físicos le faltaba el aire, se me ocurrió ponerle un oxímetro de pulso en el dedo. Lo usé para medir la saturación del oxígeno de la sangre. Su sangre estaba en reposo en un 97% saturada de oxígeno. Este valor era bueno, si uno considera que lo óptimo es el 100%. Ahora quería saber cómo era la saturación de oxígeno después del esfuerzo físico. Le pedí que bajara tres tramos de escaleras desde mi consulta hasta el aparcamiento de varios pisos y que luego subiera las escaleras lo más rápido posible. Cuando llegó a la consulta, estaba completamente sin aliento y con la cabeza roja brillante. Le puse el dispositivo de medición en su dedo otra vez. Curiosamente, la saturación de oxígeno había bajado al 87%. Finalmente había encontrado una pista. Ausculté su corazón y escuché, además de los sonidos cardíacos normales, un sonido pausado que no era normal. Lo envié a un cardiólogo con la sospecha de un foramen oval abierto y le pedí una ecocardiografía doppler en color, que es un escáner por ultrasonido del corazón.

De hecho, mi sospecha fue confirmada. La sangre con bajo contenido de oxígeno se bombeaba a través de un orificio relativamente grande entre las dos aurículas, desde la aurícula derecha, sin pasar por los pulmones, hasta la aurícula izquierda. Desde ahí se extendía hacia el ventrículo inferior izquierdo y la aorta. Y de ahí, finalmente, al cerebro y al cuerpo. Cuando el llamado foramen oval está cerrado, la sangre filtrada de los pulmones y enriquecida con oxígeno es bombeada a la cabeza y al cuerpo por los ventrículos izquierdos, asegurando así un buen suministro de oxígeno a todas las células y, por lo tanto, un rendimiento óptimo. Nuestro tronco encefálico, el cerebro reptil desde los tiempos primitivos, es responsable de controlar las funciones vitales del cuerpo y regula las funciones vegetativas como la respiración, la circulación de la sangre, la temperatura corporal y la digestión. En el tronco encefálico tenemos una especie de medición que reacciona de forma extremadamente sensible con una hiperactividad neuronal mensurable y un aumento de la circulación sanguínea ante fuertes fluctuaciones del oxígeno, del azúcar en sangre, de los fluidos, del contenido de sal o del valor del pH. Pero también reacciona a las toxinas. Esta instancia también se llama generador de migraña. Se ha comprobado que el generador de migraña se activa antes de que el nervio trigémino y los vasos sanguíneos que este suministra y esto causa el dolor.

Ahora estaba claro por qué el generador de migraña de mi paciente se inició. El cerebro del paciente se bombeaba con una gran cantidad de sangre pobre en oxígeno, especialmente durante el esfuerzo. Además, posiblemente también se bombeaba con minicoágulos de sangre que normalmente se filtran a través de los pulmones. La activación del generador de migraña es una especie de llamada de auxilio del tronco encefálico cuando necesita obtener más oxígeno.

Le recomendé a mi paciente una operación urgente y mínimamente invasiva a través de un catéter que cerrara el foramen oval con algo semejante a una pequeña tapa. Con este procedimiento no es necesaria una cirugía a corazón abierto. El paciente, sin embargo, se mostró reacio a cumplir con esta recomendación y prometió mantenerme informado. No supe nada de él en cinco meses. Entonces recibí un correo electrónico de Moscú. Escribió diciendo que había seguido mi consejo y que había acudido a uno de los mejores cirujanos cardíacos de California para cerrar el foramen oval. Desde entonces se había sentido lleno energía y había estado durante cuatro meses libre de migrañas.

Por supuesto, la siguiente pregunta es por qué los síntomas no aparecieron en este paciente hasta que tuvo 39 años de edad si el orificio ya estaba presente desde el nacimiento. Mi investigación demuestra que en tales casos los síntomas a menudo no aparecen hasta la cuarta o quinta década de vida. Los cambios en el corazón y la circulación relacionados con el envejecimiento intensifican el problema y posiblemente aumentan la abertura.

Caso 44: Intolerancia al trigo y al centeno e hipoglucemia nocturna

Me gusta contar esta historia en particular cuando me preguntan sobre ejemplos de pacientes curados de migraña. Este caso me conmovió especialmente. Una niña de 6 años, bastante pequeña, vino a mi consulta con sus padres. Su vecina, a quien pude curar de su migraña, le había recomendado que concertara una cita conmigo para un análisis sistemático de las causas. Le pregunté a la niña, cuya edad estimé en cuatro años, qué edad tenía. De hecho, la niña tenía seis años. Quería disculparme porque me equivoqué en mi estimación, pero su madre intervino, diciendo que su hija era muy pequeña para su edad. Eso probablemente se debía a que tuvo migrañas tres días a la semana durante cuatro años. Se despertaba en la noche entre las 3:00h y las 4:00h con una violenta migraña, vomitando durante varias horas al menos cada diez minutos. Por si fuera poco, a menudo tenía convulsiones con los músculos rígidos y las manitas azules. De modo que no podía crecer rápidamente ni aumentar de peso. Los padres estaban completamente desesperados. Habían visitado a infinidad de médicos y terapeutas alternativos, pero desafortunadamente ninguno había podido ayudar a su hija.

La niña nació prematura con una hemorragia cerebral. En el historial médico se observó que los ataques de migraña se producían exclusivamente de noche, lo que a menudo se debe a la activación del generador de migraña en el tronco encefálico por hipoglucemia. La prueba de laboratorio para detectar intolerancias alimentarias mostró valores muy elevados. Tanto en el Ig-G total como en el Ig-G4, eran más de 300 veces superiores para el trigo y el centeno. Sin embargo, la prueba de la incompatibilidad con el gluten fue irrelevante, al igual que la IgE total. En la orina, el ácido metilmalónico era casi dos veces más alto de lo que habría tenido que ser, lo que indicó una carencia fuerte de la vitamina B12 en las células. Mejoré el flujo sanguíneo venoso de la cabeza osteopáticamente tratando el seno venoso.

Recomendé varias cosas a la niña y a los padres. La niña debía seguir una dieta completamente sin gluten, aunque no se encontraran anticuerpos de gluten. La razón es sencilla: el trigo y el centeno, junto con la espelta y la cebada, son los cereales más importantes que contienen gluten y, por lo tanto, evitar el gluten significa también evitar otras proteínas de cereales como la albúmina de trigo y la albúmina de centeno. Y contra estas dos la paciente tenía anticuerpos.

Todas las noches, poco antes de dormir, debía comer algo de grasa, como un huevo o una rebanada fina de pan integral sin gluten con mantequilla y una loncha de salmón ahumado. Esto mantiene estable el nivel de azúcar en sangre durante la noche y el generador de migraña no es activado por la hipoglucemia. Además, recomendé una cápsula diaria con 500 microgramos de vitamina B12, 10 mg de vitamina B6, 900 microgramos de ácido fólico y 1000 microgramos de biotina. En mis propios experimentos pude determinar que en esta combinación el nivel de vitamina B12 en las células aumenta más rápido y más fuertemente que con la administración del doble de la dosis de vitamina B12 sin la adición de las otras tres vitaminas. La biodisponibilidad parece ser mejor en esta forma.

La familia se fue de vacaciones durante cuatro semanas. Cuando regresaron, todos estaban radiantes. La niña tuvo un solo ataque de migraña en las últimas cuatro semanas. Y esto ocurrió hacía tres días, después de que se durmiera sin comer su pan. Acompañé a la familia durante unos meses más. Al principio hubo ataques menores ocasionales cuando se cometían errores nutricionales debido a consumir algo que no debería. Por ejemplo, un ataque de migraña ocurrió después de que la niña hubiera comido chicles de frutas que contenían extracto de cebada. Poco a poco, la familia se acostumbró a no comprar prácticamente ningún producto procesado, ni productos de cereales que contuvieran gluten y a controlar todos los ingredientes cuidadosamente. La pequeña se desarrolló espléndidamente, apenas se la reconocía, estaba mucho más contenta y ya no tenía ataques de migraña.

Recomendaría a todos los terapeutas de la migraña que no se conformen si no han encontrado anticuerpos contra el gluten en las heces o en la sangre. Eso puede llevar a un rastro completamente equivocado. La prueba de alérgenos a la albúmina en el trigo y en el centeno, es, desde mi experiencia, mucho más frecuentemente positiva y la consecuencia es la misma: evitar totalmente los cereales que contienen gluten. Si uno está suficientemente motivado se puede hacer naturalmente también sin diagnóstico de laboratorio, intentando prescindir de los cereales con gluten, a modo de test, de cuatro a seis semanas.

CAPÍTULO 3

LA DESCODIFICACIÓN SISTEMÁTICA DE LA MIGRAÑA EN CUATRO PASOS

Con el fin de exponer las causas de las migrañas, buscamos sistemáticamente pistas. En cuatro pasos analíticos, recopilamos datos y pruebas y los juntamos como un rompecabezas para crear el perfil individual de la migraña del paciente. Este trabajo de investigación incluye un historial médico de la migraña, análisis de laboratorio, examen osteopático y pruebas de terapias neurales. En este capítulo examinamos más detenidamente estos cuatro pasos.

Paso 1: Historial médico detallado de la migraña

Cuando examinamos el historial médico detallado de la migraña, recurrimos a preguntas específicas para determinar el historial, el contexto y el entorno del paciente. En esta fase, recopilamos pistas sobre posibles conexiones con la migraña.

¿Cuándo se produjo la primera aparición? ¿A qué edad y en qué circunstancias?

Es interesante e importante descubrir si la aparición de la migraña está relacionada con accidentes, caídas, pubertad, traslados, operaciones, conflictos, cambio de trabajo o similares. También es necesario preguntar sobre una reducción del rendimiento y un agotamiento injustificado desde el inicio de la migraña

¿Hay antecedentes familiares de migrañas?

La migraña a menudo también tiene un componente genético que asegura que parte del vaso de las causas ya está lleno por naturaleza. A este componente, se le unen otros, que hacen que finalmente el vaso se desborde más rápidamente que si hubiera estado vacío desde el principio. El componente genético puede expresarse, por ejemplo, en un aumento de la irritabilidad nerviosa debido a mitocondropatía hereditaria, intolerancia a los carbohidratos, deficiencia de enzimas o peculiaridades anatómicas.

¿Latigazo cervical, accidentes, anestesias generales, columna cervical inestable?

En esta fase aclaramos si hubo situaciones en las que se produjo un estiramiento excesivo de la columna cervical e irritación de la médula espinal a través de la primera vértebra cervical. Esto es importante para el tratamiento osteopático y para la cuestión de si hay presencia de estrés nitro-oxidativo y, por lo tanto, deficiencia de vitamina B12 y posiblemente de otras deficiencias de micronutrientes, así como otras posibles causas.

¿Sufre el paciente a menudo de una obstrucción nasal?

Una nariz congestionada, especialmente por la noche, es a menudo la causa del estrés nitro-oxidativo y/o del aumento de la liberación de histamina. El óxido nítrico y la histamina conducen a la vasodilatación y, por lo tanto, al aumento de la circulación sanguínea y a la hinchazón de las membranas mucosas.

¿Toma „la píldora" u otro complejo hormonal?

Los compuestos hormonales artificiales como la "píldora", las espirales hormonales o los anillos hormonales son una causa frecuente de migraña y un obstáculo frecuente para su tratamiento. Su uso está muy extendido y solo unas pocas personas piensan en las consecuencias para la salud. Es importante saber que cada intervención en el sistema hormonal desencadena una cascada de otras reacciones hormonales. En particular, si la intervención se realiza con sustancias químicas artificiales, modificadas por una fórmula, similares a las hormonas, como las que se encuentran en la "píldora". Algunas de estas reacciones son muy indeseables y al principio no tenemos una visión general de lo que representan. Cuando una mujer inunda su cuerpo con hormonas artificiales, complica tanto la situación que incluso los médicos especializados encuentran difícil poner orden en el caos de hormonas y síntomas. Suspender estos complejos hormonales artificiales puede ser un paso importante hacia la curación de la migraña. Recomiendo la espiral de cobre o un método natural de anticoncepción en su lugar.

¿Qué medicamentos toma?

Algunos medicamentos, como por ejemplo, los utilizados para reducir el colesterol (estatinas), los antidepresivos, algunos empleados para la diabetes y algunos medicamentos para reducir la presión arterial, dañan las mitocondrias y, por lo tanto, causan deficiencias de micronutrientes, deficiencia de oxígeno y deficiencia de energía en las células del cuerpo. Esto, a su vez, puede provocar migraña. Algunos medicamentos para la migraña, como los triptanos, que a menudo funcionan muy bien al comienzo de una crisis, hacen que, si se usan con frecuencia, los ataques de migraña aumenten con el tiempo. Otros medicamentos dañan los riñones, el hígado o el estómago a largo plazo. Los expertos estiman que en al menos un 25% de los pacientes que requieren diálisis el uso continuado de analgésicos ha dañado los riñones hasta el punto de que morirían sin diálisis.

¿Existen inflamaciones crónicas de los senos paranasales, amígdalas, vesícula biliar, estómago, intestinos?

Las inflamaciones crónicas a menudo actúan como campos de interferencia que pueden desencadenar migrañas.

La inflamación de los senos paranasales puede irritar el nervio trigémino. Las inflamaciones de las amígdalas irritan el ganglio superior de la garganta (ganglio cervical superior). Las inflamaciones del tracto digestivo pueden irritar los nervios y ganglios de la columna cervical a través de los nervios frénicos y vagos.

¿Cómo es el tránsito intestinal?

El estreñimiento crónico, la diarrea crónica o la flatulencia a menudo permiten sacar conclusiones sobre los procesos de digestión anaerobia con formación de histamina en los intestinos, trastornos de la flora intestinal, disfunción del páncreas, intolerancias alimentarias, infecciones micóticas, inflamaciones intestinales, etc. Estos síntomas necesitan ser investigados y deben aclararse en el laboratorio.

¿Cuándo y por qué se tomaron antibióticos por última vez?

Los pacientes que toman frecuentemente antibióticos también sufren, en principio, de una flora intestinal alterada y, posiblemente, de procesos inflamatorios crónicos en los intestinos. Esto debe ser controlado con una prueba de heces y tratado con una cura intestinal.

¿Muelas del juicio, abcesos dentales, amalgama, oro, plástico en la boca, implantes de titanio?

A este respecto es necesario preguntar al paciente si tiene muelas del juicio inclinadas que puedan presionar a otras muelas. O tal vez dientes muertos, endodoncias o resección de las raíces, que lentamente se pudren y liberan toxinas que irritan los nervios. Los empastes de amalgama pueden provocar envenenamiento por mercurio y estrés oxidativo. La presencia de varios metales como el oro y el mercurio puede provocar fenómenos eléctricos en la boca. Los compuestos plásticos en los empastes dentales pueden desencadenar reacciones alérgicas en el cuerpo. En algunos casos, los pacientes son intolerantes a los implantes de titanio.

¿Cicatrices de operaciones o accidentes?

Cualquier cicatriz, por pequeña que sea, representa un campo de interferencia potencial que puede causar o mantener la migraña. Debe ser suprimido mediante terapia neural con un anestésico local inyectado.

¿Intolerancias alimentarias, alergias, intolerancia a la histamina, intolerancia al gluten, intolerancia al glutamato, intolerancia al vino tinto?

Si el paciente no puede proporcionar ninguna información, es esencial verificar mediante análisis de laboratorio si existen intolerancias alimentarias, por ejemplo, a la histamina o al gluten. Los pacientes asumen erróneamente que pueden tolerar sin ningún problema, alimentos que no les causan diarreas o flatulencias. A menudo he experimentado que esto es una falacia. Una intolerancia alimentaria puede manifestarse simplemente en dolor de cabeza o migraña o fatiga, sin ningún tipo de síntoma digestivo. Además, uno debería preguntarse si la comida que consumimos contiene potenciadores del sabor, como el glutamato, que generalmente se encuentra en la comida china y en la comida rápida, y que pueden desencadenar las migrañas.

La pregunta de si el vino tinto desencadena la migraña es reveladora porque el vino tinto es muy rico en histamina. Para los pacientes a los que el vino tinto desencadena migrañas, hay una alta probabilidad de intolerancia a la histamina y deben tener cuidado y tratar de asegurarse de que consumen la mínima histamina posible. Si usted no puede evitar comer algo que contenga histamina, debe tomar 1-2 cápsulas de la enzima degradante diamina oxidasa con ella. Un experimento interesante en este punto es sugerir que los pacientes que reaccionan al vino tinto con migraña prueben un antihistamínico una hora antes de consumir vino. Si la migraña esperada no llega, está claramente probado que la migraña depende de la histamina.

¿Hábitos alimenticios? ¿Primera y última comida?

Esta pregunta proporciona información valiosa sobre si existe una intolerancia a los hidratos de carbono.

Es importante saber a qué hora se toman las comidas y qué se come. Si, por ejemplo, se muestra aquí que el paciente come principalmente carbohidratos, poca grasa y proteína en todas las comidas y/o come la última comida alrededor de las 18:00h de la tarde con muchos carbohidratos y poca grasa y luego se despierta a las 6:00h de la mañana con migraña, esto es una indicación de intolerancia a los carbohidratos. Estas personas a menudo ya se pueden sentir aliviadas después de la primera sesión si se les recomienda una dieta alta en grasas, baja en carbohidratos, especialmente baja en azúcar y en cereales, con suficientes grasas buenas y naturales, es decir, sin grasas producidas industrialmente. Una ingesta de grasa antes de irse a la cama es muy recomendada. Las grasas se digieren lentamente y mantienen el nivel de azúcar en la sangre estable por un largo periodo de tiempo. Son, por así decirlo, las briquetas, que se queman lentamente en el horno. Los carbohidratos, por otro lado, hacen que el nivel de azúcar en la sangre fluctúe hacia arriba y hacia abajo, haciéndolos más parecidos a un puñado de paja en el fuego. Para los pacientes con migraña y con sobrepeso, generalmente se puede suponer que una dieta rica en carbohidratos, siendo intolerantes a estos, hace que el vaso de las causas se llene en gran medida.

¿Se presenta la migraña en relación con los alimentos?

Esto indicaría, por ejemplo, intolerancias alimentarias o un desequilibrio en la flora intestinal.

¿Antojos de dulces?

Esto puede ser una indicación de fuertes fluctuaciones de azúcar en sangre e intolerancia a los carbohidratos, así como una deficiencia de serotonina.

¿Con qué frecuencia han aparecido las crisis de migraña?

Esta pregunta se puede utilizar para medir tanto el nivel actual de sufrimiento, como el éxito del tratamiento después de unas pocas semanas.

¿Existe una conexión temporal con el ciclo menstrual? ¿El ciclo menstrual es regular y siempre de la misma duración o más bien caótico e impredecible?

Si hay una conexión temporal con el ciclo menstrual, el compromiso hormonal es obvio y los niveles hormonales, especialmente el estradiol y la progesterona, deben ser determinados. Esto se hace mejor en la segunda mitad del ciclo alrededor del día 20. Si el ciclo es irregular y de duración variable, esto es una señal clara de que no será posible eliminar la migraña mientras no se elimine el caos en el sistema hormonal. Aquí se requiere trabajo de detective y ajuste fino. La mejor manera de proceder para volver a equilibrar el complejo sistema hormonal es un componente importante de los seminarios que imparto.

¿Embarazos y nacimientos?

Es importante saber si en los embarazos ha habido crisis de migraña, así como la frecuencia y la intensidad de la migraña. Si la migraña comenzó por primera vez después del embarazo, esto es una indicación de los campos de interferencia en el espacio ginecológico, por ejemplo, perineal, cesárea, etc. Estos tienen que ser tratados con terapia neural. Si no hubo migraña durante el embarazo o si fue considerablemente más débil, esto se debe probablemente al hecho de que tanto el nivel de progesterona como los niveles de diamina oxidasa, la enzima degradante de la histamina, son generalmente mucho más altos durante el embarazo.

¿Aura y lado de la cabeza afectado?

Esta pregunta es de interés para la investigación causal, ya que la respuesta indica si se trata de una irritación unilateral del nervio trigémino o no. Por ejemplo, si todos los ataques de migraña siempre ocurren en la mitad derecha de la cabeza, es probable que haya irritación mecánica o química en el lado afectado. Aquí, por ejemplo, hay que buscar los campos dentales que interfieren en dicho lado y, lo que es muy importante, comprobar la posición de la primera vértebra cervical (atlas). Si, por ejemplo, este atlas se desplaza hacia la izquierda después de un accidente o una operación con anestesia general e intubación, es posible que la médula espinal y los nervios cervicales estén constantemente irritados en el arco posterior derecho de la primera vértebra cervical. Dado que los nervios en el cuello (nervios cervicales) están estrechamente relacionados con el nervio trigémino, este nervio se irrita constantemente en el lado derecho y los ataques de migraña se producen en la mitad derecha de la cabeza.

¿Qué tratamientos se han hecho hasta ahora y qué medicamentos se han tomado?

Necesitamos averiguar qué medicamentos está tomando el paciente para combatir la migraña y cuáles le ayudan. Bajo ciertas circunstancias, el paciente puede experimentar dependencia de la medicación. Esto también debe tenerse en cuenta. Preguntamos a qué tratamientos se ha sometido el paciente y si se han utilizado métodos terapéuticos alternativos.

¿Hay alguna otra enfermedad?

Observamos si hay enfermedades de la glándula tiroides, el hígado o el estómago. Por ejemplo, el dolor de estómago puede indicar helicobacterias. Un foramen oval en el corazón también puede ser la causa de una migraña. El asma bronquial puede causar estrés nitro-oxidativo y migraña. Enfermedades autoinmunes, como la inflamación de la tiroides (tiroiditis de Hashimoto), diabetes o esclerosis múltiple se asocian, a menudo, con la migraña. Muchos pacientes con migraña, especialmente las mujeres que la padecen, sufren de una hipofunción tiroidea, principalmente debido a una inflamación externa de la tiroides del tipo Hashimoto (Hashimoto tiroidea). Esto debe tenerse en cuenta en el tratamiento de la migraña con todas sus facetas y características especiales, de lo contrario, el fracaso es inevitable. Una dieta baja en carbohidratos y libre de gluten es definitivamente necesaria aquí. Muchos pacientes no saben que padecen esta enfermedad. Por lo tanto, es muy importante aclarar esto mediante análisis de laboratorio. Con mucha frecuencia, el estrés nitro-oxidativo es la causa de esta enfermedad autoinmunitaria. Las pruebas de laboratorio son esenciales para aclarar la causa de la migraña desde la raíz y para poder tratarla con éxito. Si estas conexiones no se entienden, al paciente se le prescriben, a menudo, hormonas tiroideas, aunque la causa de la enfermedad es muy diferente.

¿Sufre el paciente de dolores articulares o arritmias cardíacas?
Si es así, uno debe pensar en una enfermedad de Lyme o una infección por Clamidia. Por mi experiencia, ambas también pueden causar migrañas.

¿Está oscuro el dormitorio? ¿Cómo es la posición para dormir? ¿Se percibe el sueño como reparador?
Se ha comprobado que incluso una pequeña luz que ilumina por la noche el dormitorio conduce a una gran reducción de la liberación de la hormona del sueño melatonina y, por lo tanto, a un deterioro en la calidad del sueño. Un sueño malo y que no es reparador favorece la irritabilidad del nervio y, por lo tanto, una migraña potencial. Dormir tumbado boca abajo ha demostrado ser desfavorable para los pacientes con migraña. Si se presentan problemas en la columna cervical superior, se puede desencadenar un ataque de migraña al girar la cabeza en esta posición.

¿Cuánto bebe? ¿Cuáles son los hábitos de bebida?
El cuerpo necesita entre treinta y cuarenta mililitros de líquido por kilogramo de peso corporal al día para funcionar de forma óptima y para eliminar los productos de desecho metabólicos del tejido. Con

un peso de sesenta kilogramos se necesitan de 1,8 a 2,4 litros. Sin embargo, incluso en caso de sobrepeso, no se deben exceder los tres litros al día, realizando una actividad normal, de lo contrario serán expulsados demasiados minerales a través de los riñones. En el tronco cerebral humano hay una unidad de control vital que mide los fluidos, el oxígeno y el azúcar en la sangre. Si una de estas tres mediciones cae demasiado, se dispara una alarma. Esto significa que los nervios están irritados y, en este caso, los ganglios de la raíz del nervio trigémino, que también se encuentran en el tronco cerebral. Esta irritación desencadena la conocida cascada del dolor en el ataque de migraña.

¿Se practica deporte y cuál es el efecto?
Es instructivo saber si los ataques de migraña ocurren a menudo después del ejercicio, lo que puede ser un indicio de una columna cervical inestable o de estrés nitro-oxidativo. O si por el contrario, los pacientes se sienten bien tras practicar deporte, esto significa que alivian las tensiones y eliminan la deficiencia de oxígeno. Por ello, es importante obtener información sobre los deportes que se practican y si influyen en el dolor de cabeza.

¿Qué profesión tiene?
Algunas profesiones causan dolores de cabeza debido a la falta de oxígeno, humo, disolventes, posturas forzadas o estrés en el contexto de trabajo.

Paso 2: Análisis de laboratorio

 Desafortunadamente, este paso se omite o se subestima a menudo cuando se trata de determinar las causas de la migraña, pero para rastrear la migraña, es muy útil hacerlo. Por regla general, al principio solo realizo los análisis más importantes, especialmente cuando las posibilidades económicas de los pacientes son limitadas. Si estos primeros resultados proporcionan indicadores cruciales o nuevas pistas, recomiendo que se realicen más análisis.

Entre los análisis más importantes en la investigación de causa de la migraña, consideraría cuatro estudios:

1. *Una prueba previa de detección de la intolerancia a los ocho alimentos más importantes*
Esta prueba es poco costosa y a menudo reveladora. Si el resultado de la prueba es discreto, significa que la barrera de la mucosa intestinal está relativamente intacta y probablemente no hay intolerancias alimentarias. La prueba tiene cuatro posibles niveles de intolerancia alimentaria. El nivel cuatro indica la intolerancia alimentaria más grave. Alternativamente, se puede realizar una prueba básica de intolerancia alimentaria significativamente más costosa, en la que se analizan los 88 alimentos más importantes. Los alérgenos a los que el cuerpo reacciona con un nivel cuatro deben evitarse por completo durante mucho tiempo, si esto es posible. Si casi todos los alimentos se encuentran en los niveles tres o cuatro, esto significa que existe un grave trastorno de la mucosa intestinal. En este caso, recomiendo primero eliminar de la dieta todos los productos de cereales que contengan gluten y todos los productos lácteos y realizar un control intestinal de las heces. El control intestinal muestra el estado y la permeabilidad de la mucosa intestinal, así como el estado de la flora intestinal. Da indicaciones de inflamación, de una insuficiencia pancreática exocrina (IPE) (falta de la enzima elastasa pancreática) y de una posible infección fúngica. Los alimentos del nivel tres no deben consumirse más de dos veces por semana. Si se trata de leche o trigo, incluso debería ser eliminado completamen-

te del menú, en este nivel. Los alimentos en niveles de cero a dos pueden ser consumidos generalmente sin restricción. Sin embargo, se requiere precaución, ya que esta prueba solo indica si hay anticuerpos contra las proteínas alimentarias, pero no si hay intolerancia a la lactosa, a la fructosa, al sorbitol o a la histamina. Este test de IgG es, como lo expresa acertadamente el Prof. Ledochowski en su recomendable libro *Wegweiser Nahrungsmittelunträglichkeiten (Guía de las intolerancias alimentarias)*, científicamente indiscutible en términos de metodología. Sin embargo, la relevancia de los resultados es controvertida. Los críticos del método defienden que es normal que el cuerpo produzca anticuerpos contra los alimentos y que no se puede sacar ninguna conclusión de ello. No obstante, mi experiencia y la de muchos colegas es que se ha demostrado muchas veces que esta prueba, especialmente si es fuertemente positiva en lo relativo a cereales o productos lácteos, puede ayudar a muchas personas a deshacerse de sus dolores de cabeza crónicos, migrañas, fatiga crónica y problemas digestivos crónicos. Las grandes cantidades de anticuerpos contra los antígenos de los alimentos muestran que existe un desequilibrio entre los factores que suprimen el sistema inmunológico y los que lo activan. Cada vez más, se están desarrollando intolerancias contra los alimentos que antes se toleraban sin problemas. El cuerpo está prácticamente inundado de anticuerpos IgG y IgE. El resultado son reacciones inflamatorias crónicas, inicialmente en el intestino delgado, por ejemplo en forma de intestino irritable y enfermedad de Crohn, más tarde también en otras regiones del cuerpo. En las vías respiratorias, por ejemplo, en forma de asma y sinusitis crónica, y en el sistema nervioso, en forma de migraña, dolor de cabeza crónico, enfermedades autoinmunes y fatiga crónica. Por lo tanto, en el caso de las intolerancias alimentarias, es importante detener el aumento excesivo de anticuerpos y mediadores de la inflamación, así como evitar los alimentos con niveles altos de anticuerpos por lo menos durante un año. Si se detectan niveles altos de anticuerpos contra un gran número o casi todos los alimentos, esto indica un gran aumento de la permeabilidad de la mucosa intestinal. En estos casos, se debe realizar un examen de las heces, posiblemente seguido de una limpieza intestinal. En este caso, no suele ser posible evitar todos los alimentos con niveles altos, porque de lo contrario apenas quedarían alimentos. Por este motivo, deben evitarse estrictamente al menos los principales alérgenos, como los cereales que contienen gluten (trigo, espelta, centeno, cebada) y los productos lácteos, excepto la mantequilla, que consiste principalmente en grasa de leche. Desafortunadamente, la limpieza intestinal sin esta renuncia no suele tener mucho éxito y es decepcionante al realizar el examen de heces.

2. **Test de diamina oxidasa (DAO) en suero**

Esta prueba indica cuánta DAO puede aportar el organismo para digerir los alimentos que contienen histamina. Cuanto más tiempo tiene la comida, más histamina libera. Esta prueba es claramente positiva si el valor de DAO es inferior a 10. Los valores entre 10 y 20 están en el límite. Aunque la histamina es una importante sustancia mensajera y una importante hormona tisular, también es un producto de degradación en la descomposición de las proteínas. El queso, los embutidos, el chucrut, el vino tinto, etc. son, por ejemplo, verdaderas bombas de histamina. Si el cuerpo se inunda de histamina a través de tales alimentos y tiene muy poca cantidad de la enzima de degradación de histamina DAO disponible, esto puede conducir a cambios vasculares e irritación de los nervios en el cuerpo, especialmente en el cerebro y los intestinos, que pueden entonces desencadenar el ataque de migraña de varias maneras. Si el valor de la diamina oxidasa también está en orden, no se puede concluir automáticamente que no hay intolerancia a la histamina. Por ejemplo, he experimentado casos de pacientes en los que el consumo de vino tinto, a pesar de un valor de oxidasa diamínica de 56 u/ml, desencadenaba ataques de migraña. Estos ataques podrían evitarse si se administrara un antihistamínico una hora antes del consumo del vino en repetidos experimentos.

3. **Test de estrés nitro-oxidativo en orina y suero**

Esta prueba indica si el cuerpo produce niveles elevados de óxido nítrico (NO) y si esto ha llevado a una deficiencia de vitamina B12 en las células. Se analiza la orina para detectar citrulina y ácido nitro-fenilacético: si presentan niveles elevados, indican la presencia de nitrostress. Los valores elevados de ácido metilmalónico indican una deficiencia intracelular de vitamina B12. En la sangre analizamos la nitrotirosina. Si uno de estos parámetros es incluso ligeramente elevado o límite, esto indica que hay un aumento de la carga de óxido nítrico y como resultado, también hay una deficiencia de vitamina B12 (para más detalles ver el capítulo sobre el estrés nitro-oxidativo). Si uno de los valores de estrés nitro-oxidativo es elevado, se ha demostrado que, aparte de la vitamina B12, suele haber también una falta de otros micronutrientes, que se consumen en mayor medida en las mitocondrias de todas las células. Por lo tanto, es aconsejable establecer también un perfil de micronutrientes que contenga como mínimo potasio, magnesio, zinc, selenio, cobre y vitamina B6, así como vitamina D. La determinación de la vitamina B12 en el plasma no es muy útil, ya que la vitamina B12 está ligada a las proteínas portadoras, las cuales también se miden. Por lo tanto, se puede asumir que solo alrededor del 20% de la vitamina B12 medida en la sangre está disponible biológicamente (lectura recomendada 12). Alternativamente o además, se puede realizar un análisis de gas respiratorio para el óxido nítrico en los no fumadores.

Test de hormonas en la sangre y en la saliva, al menos para el **4.**
estradiol y la progesterona
La prueba se debe realizar en mujeres entre los días 19 y 21 del ciclo, de lo contrario los niveles están sujetos a demasiada fluctuación. A menudo se puede ver aquí un dominio del estradiol y una deficiencia relativa o absoluta de progesterona. Esto puede ser compensado con progesterona bioidéntica del extracto de raíz de ñame (lecturas recomendadas 23 y 24). Por cierto, hay dos razones por las que muchas pacientes de migraña no tienen ataques de migraña durante los dos últimos tercios de su embarazo. Durante este tiempo el nivel de progesterona es muchas veces más alto. El nivel de la enzima degradante de la histamina diamina oxidasa también es, muchas veces, más alto que antes o después del embarazo.

Como ya he mencionado, considero que estos cuatro análisis son los más importantes en la investigación de las causas de la migraña e intento llevarlos a cabo en todos los pacientes con migraña.
Si la historia clínica o el laboratorio revelan indicios de hipotiroidismo, como cansancio y agotamiento constante, fuerte sensibilidad

al frío, generalmente manos húmedas y frías, aumento de peso y estado de ánimo depresivo, es extremadamente importante probar no solo la hormona hipofisaria TSH, como a menudo por razones de costo, sino también FT3, FT4 y T3 inversa. La T3 inversa es una forma biológicamente ineficaz de T3 que bloquea los receptores de T3, debido a su estructura molecular similar, de modo que el T3 no puede actuar de manera óptima, incluso si hay suficiente cantidad de este. Si hay signos de hipofunción, los anticuerpos tiroideos MAK, TAK y TRAK también deben ser analizados. Si estos son elevados, podría ser una enfermedad autoinmune asociada con la destrucción de la glándula tiroidea y llamada tiroiditis de Hashimoto (inflamación de la glándula tiroidea). Hay siete tipos diferentes de hipotiroidismo, de los cuales solo uno o dos deben ser tratados con hormonas tiroideas para prevenir el daño a largo plazo (lectura recomendada 8). Si la tiroiditis de Hashimoto está presente, en la mayoría de los casos también se puede detectar la intolerancia al estrés nitro-oxidativo y a la histamina, ya que el estrés nitro-oxidativo puede causar los otros dos fenómenos, como ha demostrado el Dr. Kuklinski.

Dependiendo de la historia clínica del paciente, realizo otros análisis según sea necesario:

La proteína C reactiva (PCR): Esta proteína indica si hay inflamación.

Homocisteína: La homocisteína es un aminoácido. Hay indicios de que el número de ataques de migraña se reduce significativamente si el nivel de homocisteína en la sangre se reduce con éxito a menos de 10. Esto se logra a menudo mediante la administración de altas dosis de ácido fólico, vitamina B6 y vitamina B12.

HbA1c (HemoglobinaA1c): Este análisis puede utilizarse para comprobar, a largo plazo, el control de la glucosa en sangre.

Azúcar en la sangre en ayunas, después de al menos ocho horas de ayuno: Valores por encima de 100 mg/dl indican resistencia a la insulina y diabetes.

Insulina en ayunas: Un valor alto indica que el páncreas está sobrecargado. Este funciona a toda velocidad para hacer frente al aumento del suministro de carbohidratos. El nivel de insulina en ayunas es un valor de alerta temprana para prevenir la diabetes y para cambiar a una dieta baja en carbohidratos y alta en grasas y fibras.

Analítica completa: Aquí es particularmente interesante examinar si hay anemia, lo que puede conducir a una reducción del suministro de oxígeno, y comprobar si existe eosinofilia. Los eosinófilos son un tipo de glóbulos blancos. Si están presentes en altas cantidades en la sangre, esto se conoce como eosinofilia. La eosinofilia causa mucho estrés nitro-oxidativo y también estrés oxidativo. Este fenómeno se produce, por ejemplo, en el asma, las alergias, las enfermedades intestinales crónicas, los pólipos nasales y otras enfermedades crónicas que pueden tratarse con la terapia mitocondrial, según el Dr. Kuklinski.

Test de vitamina D: Esta prueba se realiza en pacientes que no están suficientemente expuestos al sol o que solo salen con un protector solar alto. A partir del factor de protección 8 ya no se sintetiza más vitamina D en la piel. Se estima que al menos la mitad de la población alemana sufre de una deficiencia de vitamina D. Pero la vitamina D es un factor muy importante, en realidad más parecido a las hormonas que a las vitaminas. Una deficiencia puede conducir a varios trastornos en los circuitos de control hormonal.

Vitamina B2: Tengo pacientes que reaccionan a la ingesta de 250 mg de vitamina B2 en 30 minutos. Es una reacción similar a un fuerte analgésico en la disminución de la migraña.

Endotoxina (LPS): Esta es una prueba interesante e infrautilizada para detectar inflamación en la cavidad oral. Los dientes muertos o en descomposición y la periodontitis crónica también pueden contribuir al mantenimiento de la migraña. Esta prueba a menudo da resultados positivos, mientras que el valor CRP todavía no es notable. Sin embargo, esta prueba no es específica de la cavidad oral. Por ejemplo, el aumento de la permeabilidad intestinal y el aumento del consumo de fructosa también pueden aumentar los niveles de endotoxinas en la sangre.

Test RANTES: Este test indica una citoquina proinflamatoria "RANTES", que se produce en grandes cantidades en las osteonecrosis, como se encuentra en el hueso de la mandíbula, por ejemplo debajo de los dientes rellenos de raíz. Esta necrosis grasa en la mandíbula a menudo no es visible en una radiografía normal. Se diagnostican mediante mediciones de la densidad ósea con un dispositivo de ultrasonido CAVITAT o con una TVD. Los valores altos de RANTES activan las células basófilas y, por lo tanto, conducen a una alta liberación de histamina, que a su vez puede desencadenar la migraña.

Test LTT y CD-57 para la enfermedad de Lyme: Esta prueba se lleva a cabo si se sospecha que la picadura de una garrapata está relacionada con la migraña o si los síntomas que la acompañan son típicos en una borreliosis, como el dolor migratorio en varias articulaciones o las alteraciones del ritmo cardíaco. Según mi experiencia, otras pruebas, desafortunadamente, a menudo resultan ser falsos "negativos", dando al paciente una falsa sensación de seguridad. Sin embargo, el examen CD-57 no es solo un examen específico de la enfermedad de Lyme.

Serología de Clamidia: Una prueba que se debe realizar cuando la migraña está acompañada de dolor articular.

Test de metales pesados: La prueba es particularmente efectiva para el mercurio en la orina antes y después de la toma de sustancias aglutinantes de metales pesados (los llamados quelantes, como DMPS o DMSA). La prueba puede ser reveladora si los empastes de amalgama están presentes o han estado presentes en algún momento.

Perfil de micronutrientes: Se realizan pruebas para los minerales y vitaminas más importantes cuando, por ejemplo en el caso del estrés nitro-oxidativo, se sospecha un aumento en el consumo o una alteración en la absorción. Por ejemplo, el selenio reduce la actividad de los receptores de glutamato y, por lo tanto, forma parte del tratamiento de la migraña relacionada con la columna cervical.

Deficiencia de vitamina D: La vitamina D es soluble en grasa, es decir, necesita una gran cantidad de ácidos biliares para la absorción de la grasa, los cuales no se pueden formar suficientemente a partir del colesterol debido al estrés nitro-oxidativo. La actividad de la migraña se intensifica por un bajo nivel de vitamina D.

Perfil Neuroendocrino: El perfil es creado para las neurohormonas y neurotransmisores más importantes como el cortisol, DHEA, adrenalina, noradrenalina, serotonina, melatonina, pero a menudo también para el glutamato, GABA, glicina, PEA.

Antigliadina y antitransglutaminasa: Test de anticuerpos en sangre y heces. Si hay niveles elevados de anticuerpos en al menos una de las muestras, existe definitivamente una intolerancia al gluten y todos los cereales que lo contienen: trigo, espelta, centeno y cebada, deben ser estrictamente excluidos de la dieta. La parte difícil de esta prueba es que, en un estimado diez por ciento de los casos hay intolerancia al gluten sin anticuerpos detectables. Por lo tanto, si la prueba es negativa, estos pacientes tienen una falsa sensación de seguridad y pueden no estar preparados para dejar el gluten a modo de prueba. He descubierto que los pacientes que sufren de intolerancia al gluten a menudo también tienen intolerancia a la lactosa o a la fructosa. También se pueden realizar análisis de gases respiratorios para ello. Sin embargo, en la práctica me resulta más fácil como lo describe el Prof. Dr. Ledochowski en su recomendable libro *Wegweiser Nahrungsmittelunverträglichkeit (Guía de las intolerancias alimentarias)*, hacer una prueba y beber entre cuarto y medio litro de leche o zumo de manzana con el estómago vacío por la mañana. Si en las dos o tres horas siguientes se producen problemas digestivos como flatulencias, ruidos de estómago o diarrea, entonces hay, en el caso de la leche, intolerancia a la lactosa o en el caso del zumo de manzana, intolerancia a la fructosa. Si no se ha realizado ninguna prueba de intolerancia a la proteína de la leche antes y el paciente reacciona a la leche, no tiene por qué ser intolerancia a la lactosa, por supuesto, pero también puede ser intolerancia a la proteína de la leche.

Test del intestino a partir del análisis de las heces: Si la flora intestinal sana se destruye por mala nutrición, antibióticos o productos químicos como conservantes, por ejemplo, se forman mediadores de la inflamación (TNF-α, IL6) que conducen a la destrucción y al aumento de la permeabilidad de la mucosa intestinal. Como resultado, las sustancias nocivas pueden entrar en la sangre y en el cerebro sin obstáculos, lo que puede causar inflamaciones neuronales en el cerebro, que a su vez pueden manifestarse como ataques de migraña. Por lo tanto, en el chequeo intestinal se comprueba:

- si el pH de las heces está dentro del rango normal (< 6.5);
- si hay una flora de putrefacción formadora de histamina;
- si hay una infestación fúngica grave (especialmente Cándida);
- si hay suficiente flora de acidificación sana disponible;
- si hay ácido biliar en las heces;
- si hay suficientes enzimas pancreáticas disponibles;
- si hay marcadores elevados que indiquen la inflamación de la mucosa intestinal;
- si abundan componentes de alimentos no digeridos.

Además de estos análisis, se pueden realizar otras pruebas y exámenes instrumentales si es necesario:

Medición del óxido nítrico en el aire exhalado con un respirador: Los valores estándar son alrededor de 10 a 15 ppb. Valores mucho más altos son una indicación de estrés nitro-oxidativo y generalmente indican ya sea enfermedades respiratorias crónicas, como asma o sinusitis, o una columna cervical inestable. El valor más alto que medí fue de 240 ppb. Sin embargo, se pueden encontrar valores bajos falsos en los fumadores, pacientes de cáncer y pacientes que se someten a quimioterapia. Esta prueba es parte de mi diagnóstico de rutina.

Prueba de saturación de oxígeno en la sangre: Este examen se hace con un pulsioxímetro antes y después del esfuerzo físico (véase también el caso 43 "Foramen Oval Abierto").

IRM (imagen por resonancia magnética) vertical del atlas cervical: Para determinar si hay alguna inestabilidad de la columna cervical y si, por ejemplo, la vértebra atlética posterior raspa a lo largo de la médula espinal durante algunos movimientos de la cabeza, se puede realizar una IRM vertical. Pero también las constricciones en el canal espinal y en los puntos de paso de los nervios se hacen visibles. Los TAC, las IRM y las radiografías normales no suelen ser muy informativos en este sentido. La llamada resonancia magnética vertical permite un posicionamiento completamente libre del paciente. Por lo tanto, los exámenes de imágenes de resonancia magnética pueden realizarse en posición sentada, de pie o acostada. Esto proporciona una información mucho más valiosa con respecto al movimiento y el estatismo en el área de la columna cervical, ya que el examen puede realizarse bajo una carga de peso natural. El método de resonancia magnética vertical es el único método que permite realizar exámenes de resonancia magnética de la columna cervical en inclinación (llevando la cabeza hacia adelante), reclinación (flexión de la cabeza hacia atrás), inclinación lateral y rotación. La ventaja fundamental de la IRM en posición vertical, en comparación con los exámenes de IRM convencionales en posición acostada, es que las estructuras de soporte de peso en el cuerpo pueden ser mostradas bajo carga normal y en movimiento. De esta manera, se pueden detectar las inestabilidades en el cuerpo y determinar el alcance de sus efectos en el cuerpo. Hasta ahora, esto solo era posible con la imagen funcional de rayos X convencional o con métodos muy invasivos (mielografía). La IRM vertical combina las ventajas de las imágenes seccionales con las ventajas de las imágenes de rayos X funcionales. En los pacientes cuya migraña se ha producido por primera vez después de una lesión por latigazo y la IRM vertical revela una inestabilidad grave, la migraña es resistente a todos los enfoques terapéuticos descritos en este libro, y además provoca un dolor serio, por lo que se debe considerar la posibilidad de estabilizar quirúrgicamente la columna cervical.

Ecocardiografía doppler en color: Ecografía del corazón (véase también el caso 43, "Foramen oval abierto")

Examen de ultrasonido de cavidades en el área de la mandíbula: Este examen se utiliza para averiguar si existe una "osteonecrosis inductora de neuralgia y formadora de cavidades" (NICO) en el hueso de la mandíbula. Esto a menudo no es visible en la imagen de rayos X, ya que parece tener la misma radiolucencia que el hueso de la mandíbula (lectura recomendada 13). Este examen es particularmente significativo si al menos se da una de las siguientes condiciones:

- El valor de RANTES en el plasma es alto.
- El paciente tiene dolores de presión unilaterales en el área de la columna vertebral de las altas cervicales. Sabe que sus dientes no son los mejores, pero el dentista no nota nada en la OPG (imagen panorámica bidimensional de todos los dientes) o en la DVT (tomografía volumétrica digital tridimensional).
- El desarrollo de la migraña está temporalmente relacionado con la cirugía dental o maxilofacial, como la extracción de las muelas del juicio, el tratamiento del conducto radicular, la inserción de implantes de titanio, etc.

Los tres factores suelen aparecer a menudo juntos.

Paso 3: Examen osteopático

Un osteópata considera a la persona como un todo y por lo tanto examina todo el cuerpo y mente de su paciente. Busca disfunciones, perturbaciones de las condiciones anatómicas o fisiológicas normales, intentando remediarlas. Lamentablemente, algunos colegas, en caso de dolor de cabeza y migraña, han convertido en un mal hábito no examinar nada, ni siquiera la cabeza. En su lugar, simplemente sacan el talonario de recetas y recetan un analgésico. En las migrañas, sin embargo, las disfunciones osteopáticas pueden ser la causa. Estas tienen que ser encontradas y tratadas adecuadamente por el osteópata. En mis seminarios "La decodificación sistemática de la migraña" enseño el procedimiento exacto.

De forma abreviada, los pasos del examen se presentan de la siguiente manera:

En primer lugar, analizo la postura del cuerpo desde todos los **1.** lados, según diferentes puntos de vista. Luego examino los pies, las rodillas, la pelvis, toda la columna vertebral, las costillas y todo el aparato locomotor en busca de problemas estructurales como malas posiciones, diferencias en la longitud de las piernas, bloqueos de las articulaciones y trastornos funcionales.

Examino el tono muscular, en particular, el músculo del trapecio, que **2.** palpo a ambos lados en comparación, para determinar si está más tenso en un lado que en el otro. A partir de esto, a menudo, ya es posible deducir en qué lado se encuentra el órgano posiblemente afectado por un trastorno. Los órganos que pueden causar un aumento del tono muscular del músculo trapecio son las amígdalas, el corazón, los pulmones, el hígado y la vesícula biliar, en el lado derecho, así como el estómago y el páncreas, en el lado izquierdo. Los ojos también pueden ser la causa, por ejemplo, si sufren de hipermetropía.

En la espalda, examino toda la longitud de la espalda, desde el **3.** coxis hasta el hombro. Reconozco el tejido a ambos lados de la columna vertebral para comprobar si hay hinchazón de tejido y áreas sensibles a la presión en la piel, tejido conectivo y músculos. Con esto determino en qué segmento y en qué lado del cuerpo se encuentra el problema. Las enfermedades y los trastornos funcionales de los órganos internos se proyectan como zonas reflejas, que se pueden apreciar como zonas de presión dolorosas al toque o hinchadas. Según Head, el descubridor de las "zonas de Head", cada órgano puede proyectarse sobre la superficie del cuerpo en ciertas zonas típicas de ese órgano. Esto ocurre principalmente en el mismo lado del cuerpo y principalmente en las áreas de piel y músculos (dermatomas y miotomas), que se sumistran con nervios de la columna torácica y lumbar del mismo segmento de la médula espinal que el órgano enfermo. Las zonas problemáticas en el área del tejido conectivo y la piel tienden a indicar trastornos en el área de los órganos internos, mientras que los músculos endurecidos son más propensos a indicar trastornos funcionales de la columna vertebral y del sistema locomotor.

4. En la columna cervical, también examino el tejido de ambos lados de la columna para encontrar tejido inflamado y áreas sensibles a la presión en la piel, en el tejido conectivo y en los músculos. Cada órgano también puede proyectarse en las zonas de la piel y de los músculos (por ejemplo, los músculos de los hombros), que reciben nervios de la columna cervical, así como en las zonas de la cabeza y de la cara alimentadas por el nervio trigémino, donde puede desencadenarse el dolor de cabeza. Aquí son de particular interés los procesos transversales de la primera vértebra cervical entre el hueso petroso y la mandíbula inferior, que por lo general se pueden palpar como dolores de presión unilateral o zonas hinchadas en el caso de trastornos funcionales de las altas cervicales. Igualmente reveladores son los llamados puntos de presión Adler-Langer, puntos dolorosos e inflamados, que los terapeutas neurales utilizan para el diagnóstico y pueden proporcionar información valiosa sobre campos de interferencia. Se localizan en la parte posterior de la cabeza, en las altas cervicales y en el músculo trapecio. Los puntos dolorosos de presión en la parte posterior de la cabeza, justo por encima de la primera vértebra cervical, indican campos de interferencia en la zona de los senos frontales. A la altura de la primera vértebra cervical indican los campos de interferencia en los senos maxilares. A la altura de la segunda vértebra cervical, en los campos de interferencia dental del maxilar superior, por ejemplo, en caso de endodoncia, así como dientes podridos. A la altura de la tercera vértebra cervical, problemas en la parte inferior de la mandíbula y en el centro del músculo trapecio, en los campos de interferencia de las amígdalas o en las cicatrices amigdalares.

5. Al examinar los órganos abdominales y torácicos en posición dorsal, se examinan sistemáticamente todos los cuadrantes, en tres capas de diferentes tejidos, para detectar sensibilidad, hinchazón, zonas endurecidas y tensión, con el fin de encontrar zonas y órganos problemáticos que puedan estar relacionados con las zonas de tejido doloroso e hinchado a lo largo de la columna vertebral descritas en el punto 3. En la capa superior, las zonas de proyección de los órganos descritas por Jarricot pueden palparse como zonas dolorosas. El diagnóstico de la pared abdominal según Yamamoto también proporciona información interesante. Dependiendo del caso, continúo con la auscultación del corazón y de los pulmones con un estetoscopio para comprobar si hay algún ruido inusual, como un sonido cardíaco adicional, que podría indicar un defecto septal, o un agujero en el tabique cardíaco.

6. En la cabeza examino primero el ritmo craneosacral. Luego busco en el cuero cabelludo, con las yemas de los dedos, las zonas de menor desplazamiento o de mayor sensibilidad. Exploro estas zonas en su curso e intento encontrar la causa del desorden desde su origen. Estas pueden ser cicatrices de la infancia, pero también las cervicales, las articulaciones temporomandibulares, los dientes, las amígdalas o los senos paranasales. Al final del examen de la cabeza, compruebo si existe un trastorno de convergencia de los ojos o una mala posición de los ejes oculares, lo cual puede provocar trastornos posturales. También compruebo si una pupila es más grande que la otra, lo que se llama midriasis y es otro signo de que algo va mal en el lado afectado del cuerpo.

7. Al examinar la cavidad oral, primero examino la lengua, que puede proporcionar información muy diversa. Una capa gruesa puede, por ejemplo, indicar trastornos metabólicos, desnutrición o infección por hongos. Huellas dentales en el borde de la lengua, indican una congestión linfática. Las amígdalas agrandadas e inflamadas pueden indicar un campo de interferencia de las amígdalas y los dientes en malas condiciones o los implantes pueden indicar campos de interferencia dental. También son de interés los dientes mal posicionados, las maloclusiones y las desviaciones laterales de la mandíbula inferior al abrir y cerrar la boca.

Veamos ahora las posibles causas osteopáticas del desarrollo y mantenimiento de la migraña.

Bloqueos de las articulaciones superiores de la cabeza, entre el atlas y la base del cráneo, así como de las articulaciones inferiores de la cabeza, entre el atlas y el axis, y de las dos vértebras cervicales superiores

Los bloqueos, torsiones y desalineaciones de estas dos vértebras de las cervicales altas pueden, además de la migraña, causar problemas al hablar, así como dificultades de concentración y aprendizaje. La irritación de los nervios craneales, debido a la presión y la tensión en los vasos sanguíneos, especialmente en la arteria que corre lateralmente a través de las vértebras cervicales, y los procesos inflamatorios crónicos en los tendones, pueden desencadenar la migraña. Además pueden tener un problema de estrés nitro-oxidativo con fatiga crónica y una multitud de otros síntomas, como se describe en otra parte de este libro. Aquí también es importante la estrecha relación de los nervios espinales superiores (C0-C2) con el décimo nervio craneal (vago). Esto es principalmente responsable de la relajación, el sueño, la digestión y la sexualidad. Sin embargo, las obstrucciones también afectan a los segmentos vertebrales cervicales C1-C3, que inervan la fosa craneal posterior, las articulaciones de la cabeza y el cráneo posterior. No hay que olvidar la estrecha relación entre los nervios espinales de la columna vertebral, de las altas cervicales (C1-C3) y el nervio trigémino. En el caso de un bloqueo de las cervicales altas, también puede detectarse, a menudo, una torsión vertebral en la zona de la cuarta y quinta vértebras lumbares, así como una oblicuidad pélvica y un bloqueo de la articulación sacroilíaca. De esta manera, el cuerpo trata de equilibrarse. Esto, a su vez, puede perjudicar la función de los órganos abdominales y pélvicos inervados por los segmentos vertebrales lumbares. Por el contrario, la oblicuidad pélvica y la desigualdad de la longitud de las piernas pueden causar desplazamientos, torsiones e inclinaciones de las cervicales altas. En la osteopatía esto se llama "disfunción ascendente".

Inflamación crónica de los músculos y tendones

Mientras que las inflamaciones temporales, por ejemplo después de un sobreestiramiento de los tendones, debido a una lesión por latigazo, pueden ser bastante útiles para la curación, las inflamaciones crónicas, es decir, las inflamaciones que duran más de ocho semanas, que se pueden sentir como puntos de presión dolorosa en la columna vertebral, a menudo se mantienen por bloqueos vertebrales. Estas inflamaciones crónicas pueden conducir a un aumento de la liberación de histamina, a reacciones hormonales y al estrés nitro-oxidativo, así como a daños en el tejido conjuntivo y en los discos intervertebrales y, en consecuencia, a la aparición de la migraña. Es importante, desde el punto de vista del diagnóstico, examinar de forma osteopática cada vértebra para detectar bloqueos, torsiones y dolores por presión en la columna cervical, torácica, lumbar y sacra. Las vértebras torácicas superiores parecen desempeñar, a menudo, un papel importante en el desarrollo del aura. En este caso, el primer paso debe ser eliminar los síntomas de dolor por presión con técnicas osteopáticas especiales. Si no se logra en un corto período de tiempo, en uno o dos tratamientos, se recomienda eliminar la inflamación en varias sesiones por medio de terapia neural, inyectando anestesia local. Esto se debe hacer hasta que no se pueda inducir más dolor por presión y se elimine la inflamación. También es importante considerar el suministro de órganos, ya que los nervios de cada órgano torácico, abdominal y pélvico obtiene su suministro de los nervios que emergen de la médula espinal. Si las zonas dolorosas de presión se recuperan rápidamente una y otra vez después del tratamiento osteopático y neural terapéutico, es obvio que el trastorno primario no está en la columna vertebral, sino en el área de un órgano que proyecta su zona refleja en este punto.

Tensiones de las capas externas de la membrana cerebral (tensiones de la duramadre) y compresión de las suturas del cráneo y de la base del cráneo con efectos sobre la circulación sanguínea y el suministro de los nervios

El cráneo consta de 22 placas craneales que no están soldadas entre sí, sino que están conectadas con costuras flexibles (suturas). Esta estructura se expande y se contrae unas diez veces por minuto. A esto se le llama ritmo craneosacral. Si las suturas craneales se comprimen, se puede producir dolor, pero también otros síntomas físicos y psicológicos. La compresión de las suturas craneales y la tensión de las meninges pueden ser mutuamente dependientes y a menudo pueden ser tratadas juntas. Por ejemplo, una arteria (arteria meníngea media) puede ser comprimida por la tensión en las meninges al pasar a través de una pequeña abertura en el cráneo (foramen espinoso), a través de la cual pasa con una rama del tercer nervio trigémino (ramas meníngeas). Esto, a su vez, puede causar sensaciones de tensión en el cuello y provocar edemas. La compresión de las suturas craneales y la tensión de las meninges también pueden provocar el deterioro de un importante nódulo nervioso, el ganglio trigémino, en la pared frontal de la punta del hueso temporal. Las consecuencias son deficiencias de las inervaciones sensibles de la cara, la frente y las meninges, que entre otras cosas se expresan como ataques de migraña. También las tensiones que emanan de los órganos, fascias o músculos y que tiran del hueso occipital pueden provocar tensiones en las meninges y sensaciones de dolor. Habitualmente examino los vasos sanguíneos venosos (seno venoso), cuyas paredes están formadas por la duramadre (meninges) y a través de las cuales la sangre es transportada fuera del cerebro, siguiendo una cierta secuencia de movimientos craneosacrales en la cabeza. Además, con este método también puedo aliviar algunas suturas importantes. Esta secuencia de movimientos, por sí sola, puede reducir la intensidad y frecuencia de la migraña. A veces incluso es posible detener un ataque de migraña durante un ataque agudo. Comienzo abriendo el foramen yugular, un espacio alargado entre dos placas craneales. Las tensiones que se producen allí pueden reducir el retorno venoso, esto puede llevar a la compresión del décimo nervio craneal (vago), pero también a náuseas, mareos y vómitos. Luego libero de la tensión todos los conductores de la sangre venosa, uno tras otro, en una secuencia lógica, en la que se eliminan todos los fenómenos de congestión y la sangre puede fluir libremente de la cabeza sin obstáculos. Lo que resulta interesante desde el punto de vista del diagnóstico es el hecho de que, incluso durante un ataque de migraña agudo severo, a menudo hay dispositivos con los que el dolor de cabeza desaparece por completo durante varios minutos. Los conductores de la sangre venosa son muy importantes debido a que son los principales canales de salida de la sangre venosa del cráneo. Sus paredes solo están formadas por dos capas meníngeas (membranas conjuntivas) que no tienen ninguna musculatura que pueda contraerse y el 95% de la sangre venosa es drenada del cerebro a través de ellas. En este punto me gustaría citar a mi brillante profesor de osteopatía, el fundador de la Escuela de Osteopatía de Alemania y autor de muchos libros sobre osteopatía, Torsten Liem. El escribe en su libro *La osteopatía craneosacra*: "Si recordamos que las capas de la duramadre (meninges) forman los senos venosos, queda claro cuánta influencia tienen las membranas durales (capas meníngeas) en el drenaje venoso del cráneo y cuán susceptible es el sistema de drenaje venoso del cerebro a las lesiones (heridas/trastornos) del sistema duramadre o de los huesos del cráneo. Las tensiones de la duramadre pueden restringir el diámetro del seno y por lo tanto impedir el drenaje venoso."

Problemas (viscerales) que surgen de los órganos abdominales, torácicos o pélvicos, como la congestión del hígado, la estasis venosa portal con irritación del nervio frénico

Los segmentos de la médula espinal C3-C5 se irritan por la excitación del nervio frénico. Este nervio abastece el peritoneo (membrana abdominal), que cubre el hígado y la bilis, entre otros órganos. El nervio frénico transmite la información del peritoneo a su zona original entre la tercera y la quinta vértebra cervical. Esto provoca una tensión de los músculos de los hombros y del cuello, una tracción unilateral en la apófisis transversa del atlas (derecha) y posiblemente una irritación de los sensibles núcleos del trigémino a nivel de la segunda a la cuarta vértebra cervical en la médula espinal. Además, la tensión muscular en las altas cervicales conduce a una irritación de los receptores simpáticos de los tres segmentos superiores de la médula espinal C1-C3, que inervan la fosa posterior y el ganglio superior cervical. Esto lleva a la irritación de las fibras del nervio simpático a lo largo de la arteria carótida interna. Además, las enfermedades hepáticas se asocian con una mayor acumulación de toxinas como el amoníaco, etc. Cadenas causales osteopáticas similares también pueden detectarse debido al estómago, el pulmón, el corazón, el intestino, el páncreas, los riñones y el útero. Sin embargo, abordar esta cuestión estaría fuera del alcance de este libro. En principio, el deterioro de cualquier órgano, en circunstancias desfavorables, puede contribuir al desarrollo de la migraña y su tratamiento a la curación de la migraña. El objetivo principal del tratamiento es erradicar las adherencias del tejido conectivo, asegurar el suministro de los impulsos nerviosos y la sangre arterial a los órganos y optimizar el flujo de salida de las venas y los vasos linfáticos para eliminar los posibles trastornos de la salida. Hay una ley médica que dice que si un órgano ve comprometida su movilidad, su funcionalidad también se ve afectada. Hay que recordar que cada órgano localizado en el tórax, el abdomen y la pelvis recibe su suministro de nervios de ciertos segmentos de la médula espinal y reporta información sobre su condición a estos segmentos. Esto, a su vez, puede conducir a bloqueos vertebrales, tensión muscular y dolor en los músculos suministrados por el mismo segmento de la médula espinal. Siempre que haya pruebas diagnósticas de disfunción de un órgano, se debe prestar especial atención a los músculos y la piel de la espalda, que son alimentados por el mismo segmento de la médula espinal.

Problemas de la articulación temporomandibular y tensión de los músculos de masticación
En este caso puede ser útil trabajar con un buen dentista, por ejemplo, para compensar las diferentes alturas de las superficies

oclusales. El diagnóstico de la función de la mandíbula controlado por ordenador puede ayudar a menudo en este caso (recomendación bibliográfica 30).

Tensiones en la musculatura de la lengua

Las tensiones pueden tener una influencia desfavorable en la vena yugular y hacer que retorne el flujo de sangre venosa a la cabeza.

Alteración del suministro de nervios a los vasos sanguíneos de la cabeza

El trastorno puede ocurrir a nivel de los segmentos preganglionares de la médula espinal C8-Th3, en el ganglio estrellado a través de la arteria vertebral y en el ganglio cervical superior a través de la arteria carótida interna y externa.

Mal posicionamiento de los pies y trastornos funcionales de los ojos

En el cerebro tenemos un área llamada ganglios basales. Allí, la postura óptima se programa principalmente a partir de la información que el cuerpo recibe de los ojos, el aparato de masticación, las articulaciones, la piel y los pies. Si a través de uno de estos receptores se recibe información perturbadora, se puede desarrollar un trastorno postural como la escoliosis. Las posiciones defectuosas de los pies, como el pie valgo, pueden provocar piernas arqueadas, torsión de la pelvis y la columna vertebral, bloqueos vertebrales, tensión muscular, irritación de los nervios y dolores de cabeza. El mismo efecto puede ser causado por la ametropía, como la miopía, la hipermetropía, el astigmatismo y los errores de refracción, así como los trastornos de convergencia. El trastorno de convergencia se presenta cuando los ojos son incapaces de concentrarse en el centro de un objeto que se sostiene delante de la nariz, es decir, cuando al menos un ojo se desvía lateralmente. Estas influencias en la postura y su tratamiento fueron investigadas por el médico francés Dr. Bernard Bricot (recomendación bibliográfica 29) y actualmente están siendo investigadas más a fondo por el médico italiano Dr. Antonio Fimiani. En Alemania, el grupo de investigación de posturología ofrece conferencias informativas y seminarios de formación sobre este tema.

Paso 4: Pruebas de terapia neural

 La terapia neural o anestesia local terapéutica descubierta por los hermanos Huneke es otro pilar importante de la terapia de la migraña. Desde la periferia de los campos de interferencia de las cicatrices, la inflamación crónica y las áreas con problemas anatómicos o fisiológicos provocan el desarrollo de zonas de excitación en el tronco cerebral, en el núcleo espinoso del nervio trigémino y en la corteza cerebral, entre otros. Están relacionados entre sí y con sus puntos de partida y pueden llevar al desarrollo de enfermedades crónicas como la migraña. Si se inyecta un anestésico local altamente diluido, como la procaína o la lidocaína, en la piel o en zonas tisulares más profundas, dolorosas e irritadas, a menudo se produce un efecto de alivio, ya que se desconectan los receptores del dolor. De esta manera, el flujo de información que entra en la médula espinal se interrumpe durante algún tiempo y no se transmite al cerebro. Durante este tiempo el sistema nervioso puede reorganizarse.

Se puede aplicar la terapia neural en:

- campos de interferencia de cicatrices, por ejemplo, de apendicitis, cicatrices en la zona de las amígdalas, cicatrices de accidentes, el ombligo como primera cicatriz, pero también segmentos de la piel asociados a un nervio,
- procesos inflamatorios crónicos,
- las altas cervicales y las articulaciones facetarias de toda la columna vertebral,
- irritaciones crónicas en ciertos puntos de control del sistema nervioso autónomo y del sistema endocrino, como los ganglios cervicales, el ganglio celíaco, la columna cervical, torácica y lumbar, la zona ginecológica, la glándula tiroides, las amígdalas palatinas y las amígdalas faríngeas.

Si hay zonas dolorosas a la presión, en la columna cervical o torácica superior (lo que a menudo indica una inflamación de los nervios), si se sospecha que hay alteraciones en el suministro de los nervios a los vasos sanguíneos de la cabeza, o si el tratamiento osteopático no ha sido suficiente para eliminar el problema, se ha demostrado que vale la pena inyectar los siguientes centros nerviosos con terapia neural:

- El tronco simpático, especialmente los segmentos de la médula espinal C8-Th3. Dichos segmentos son tratados con repetidos bloqueos selectivos del receptor. Esto resulta en un bloqueo simpático-sensorial que es muy eficaz en el tratamiento de los síndromes de dolor crónico, especialmente la migraña. La base es el principio de acoplamiento simpático-sensorial, conocido en medicina.
- Los cambios en las condiciones anatómicas y funcionales de la columna cervical y la columna torácica superior pueden, obviamente, desencadenar procesos reflejos patológicos. Estos procesos pueden causar migraña debido a las conexiones estrechas entre el nervio simpático y el nervio trigémino, en la transición entre la cabeza y el cuello. Mediante el uso de anestésicos locales altamente diluidos como parte del bloqueo del tronco simpático es posible interrumpir los procesos reflejos y, así, hacer desaparecer la migraña, incluso durante un ataque agudo (lectura recomendada 31).
- El ganglio estrellado para influir en la inervación de la arteria vertebral.
- El ganglio cervical superior, para influir en la arteria carótida y en todo el sistema nervioso autónomo.
- El ganglio pterigopalatino tiene orígenes motores, sensitivos y simpáticos. Contiene ramas del nervio trigémino. Si se inyecta un anestésico local en este ganglio y un punto que antes era sensible a la presión al nivel de la segunda vértebra cervical del mismo lado ya no es sensible a la presión después, es probable que haya un campo de interferencia dental en el maxilar superior, del mismo lado de la cabeza.

Si el siguiente ataque de migraña desaparece o se retrasa, después de la inyección de un campo de interferencia sospechoso con anestésicos locales, esto indica que se ha encontrado el lugar correcto. Si se inyectan de nuevo dichas zonas, los intervalos sin dolor suelen ser cada vez más largos hasta que la migraña desaparece por completo.

CAPÍTULO 4

ESTRECHANDO EL CERCO A «LOS MALHECHORES» DE LA MIGRAÑA

En este capítulo examinaré más de cerca las posibles causas individuales que propician el desarrollo de la migraña.

Columna cervical, estrés nitro-oxidativo y medicina mitocondrial

El estrés nitro-oxidativo, la producción excesiva de óxido nítrico e incluso de su metabolito más agresivo, el peroxinitrito, es la causa de muchas enfermedades aparentemente inexplicables. El médico americano Dr. Pall, que también sufría de un síndrome de fatiga crónica, presentó estos nuevos descubrimientos médicos en su libro *Explaining "Unexplained Illnesses" (Explicacion de una "enfermedad inexplicable")*. En Alemania, el Dr. Bodo Kuklinski, autor de los libros *Das HWS-Trauma, Schwachstelle Genick* y *Mitochondrientherapie - die Alternative*, ha demostrado que una columna vertebral cervical inestable, por ejemplo, debido a accidentes con un traumatismo por latigazo o un sobreestiramiento de los ligamentos cervicales durante las operaciones con entubación, puede provocar interrupciones breves de la perfusión y fenómenos de reperfusión, así como una irritación de los nervios craneales. Además del estrés oxidativo, esto conduce al estrés nitro-oxidativo en forma de un aumento de la producción de óxido nítrico (NO) en varias células cercanas al centro dañado. El estrés nitro-oxidativo es a menudo la causa de migrañas y dolores de cabeza crónicos, fatiga, agotamiento, reducción del rendimiento, baja resistencia, trastornos de concentración, TDAH, depresión, trastornos del sueño, síndrome del intestino irritable, dolores musculares y articulares inexplicables, infecciones crónicas, inflamación inexplicable de los nervios (polineuropatía), trastornos de las glándulas tiroides como Hashimoto, trastornos del ciclo menstrual, etc. El Dr. Kuklinski ha llevado a cabo gran parte de la investigación sobre la activación del nervio trigémino debido al estrés, a irritaciones químicas y físicas, como por ejemplo las causadas por corrientes de aire, pero también derivadas de una torsión de cuello o de vértebras cervicales. Las fibras nerviosas secretan péptidos inflamatorios que conducen a la liberación del óxido nítrico e histamina. La histamina, a su vez, estimula la formación de monóxido de nitrógeno. Esto provoca estrés nitro-oxidativo y, si es crónico, conduce a perturbaciones en la producción de energía de las mitocondrias. Se considera que estos procesos también se producen cuando se irritan otros nervios craneales. El óxido nítrico además daña las mitocondrias de las células productoras de mielina (oligodendrocitos), que ya no son capaces de producir la energía necesaria para la vida. El inadecuado suministro de energía en las células conduce a la muerte de las células nerviosas. La irritación recurrente de los nervios craneales al correr, montar a caballo, caídas, etc. aumenta el riesgo de sufrir una crisis de migraña. El daño adicional a las mitocondrias es causado por sustancias químicas, como el formaldehído y el tolueno, por fármacos como los betabloqueadores, los fármacos potenciadores de la libido, los bloqueadores de ácido, los fármacos para reducir el colesterol, las vacunas (que a menudo contienen mercurio o aluminio), pero también por alimentos con un alto contenido en nitratos como los embutidos o las verduras cultivadas con fertilizantes nitrogenados.

Los pacientes con migraña relacionada con la columna cervical a menudo tienen deficiencias celulares masivas de vitamina B1, B2, nicotinamida, B5, B6, ácido fólico y B12, así como de carotenoides, potasio, magnesio, zinc y selenio. Estos micronutrientes deben ser suministrados en una secuencia y dosificación adecuadas, acordes con un esquema específico. La ingesta aleatoria de todas las sustancias a la vez sigue siendo ineficaz o incluso perjudicial para los pacientes. Un perfil de estrés nitro-oxidativo muestra en la orina valores aumentados de citrulina y de ácido nitrofenilacético (estrés nitro-oxidativo), valores aumentados de ácido metilmalónico (deficiencia de vitamina B12) y posiblemente valores aumentados de cistationina (deficiencia de vitamina B6). Se mide un nivel elevado de nitrotirosina en la sangre. Una prueba de gas respiratorio indica un aumento del contenido de óxido nítrico en el aire exhalado.

La vitamina B12 es un depurador natural de monóxido de nitrógeno y por lo tanto reduce el estrés nitro-oxidativo. La carencia extrema de vitamina B12 conduce a una ruptura del equilibrio energético, lo que según el Dr. Kuklinski puede tener las siguientes consecuencias:

- Los alimentos ya casi no se toleran, ya sea carne, almidón o azúcar. Si se comen de todos modos, se desarrollan reacciones tóxicas del sistema nervioso. Solo se toleran las verduras cocidas. Si se comen de todos modos, se desarrollan reacciones tóxicas del sistema nervioso.
- Esto puede llevar a un agotamiento total y a una debilidad muscular.
- Se favorece la polineuropatía con ardor o entumecimiento en los pies o la lengua, así como la diabetes mellitus tipo 2.
- Se pueden producir trastornos de concentración y memoria.
- Pueden presentarse síntomas depresivos o esquizoides.
- Se pueden producir trastornos del sueño.
- Pueden ocurrir trastornos de fertilidad.
- El estrés permanente puede ser causado por una descomposición de las hormonas del estrés.
- Puede surgir una descomposición de la histamina provocada por las alergias, asma, taquicardia, espasmos intestinales.
- Puede haber daño a la barrera hematoencefálica.
- Puede aumentar la irritabilidad y la susceptibilidad al estrés.
- Puede favorecerse la hipertensión arterial.
- Se pueden producir trastornos de la audición y la visión.
- Puede ocurrir un encanecimiento prematuro del cabello.

Lamentablemente, los exámenes detallados de los especialistas responsables de las respectivas quejas no suelen proporcionar ninguna indicación de las causas orgánicas. Las quejas de los pacientes se clasifican como psicosomáticas. Según el Dr. Kuklinski y el Dr. Pall, estas llamadas enfermedades multisistémicas o de los órganos se deben a menudo a una sola causa bioquímica: la interrupción del metabolismo de las mitocondrias, las centrales energéticas de nuestro cuerpo. En ellas, los alimentos se convierten en energía por medio de enzimas, vitaminas y otros micronutrientes. Esta energía, que se almacena en una molécula llamada ATP, puede ser reclamada por el cuerpo según sea necesario. El óxido nítrico (NO) se produce en el cuerpo a partir del aminoácido arginina con la ayuda de una enzima. El óxido nítrico tiene funciones importantes en casi todas las células del cuerpo. En las mitocondrias activa y reduce el consumo de oxígeno, en los vasos sanguíneos aumenta la circulación sanguínea al dilatarse, mata virus y bacterias y actúa como un neurotransmisor en el intercambio de información entre las células. Diversos productos químicos, medicamentos (por ejemplo, los fármacos potenciadores de la libido y aerosoles de nitrógeno), pero también metales pesados y muchos aditivos alimentarios, especialmente nitratos, aumentan adicionalmente la formación de NO. Las reacciones inflamatorias se producen en diferentes partes del cuerpo. Cuando el monóxido de nitrógeno (NO) y los radicales de oxígeno (O-) colisionan, se forma superoxinitrito (OONO), que impide la producción de energía y el procesamiento de oxígeno en las mitocondrias, promueve la liberación de mensajeros inflamatorios, que de esta manera forman aún más monóxido de nitrógeno y radicales de oxígeno. Como resultado, la barrera hematoencefálica puede abrirse y se pone en marcha un círculo vicioso. Todas las células del cuerpo, incluyendo las del cerebro, las glándulas, los músculos, etc., están insuficientemente abastecidas y ventiladas. Se desarrollan dolores de cabeza crónicos y migrañas, disminuye el rendimiento y se pueden manifestar síndromes de fatiga crónica (*burnout*) y enfermedades autoinmunes. El tratamiento debe tener en cuenta la inestabilidad de la columna cervical, los medicamentos, los productos químicos, los metales pesados, las infecciones crónicas, el estrés psicológico, pero también, una dieta favorable para las mitocondrias. Para aliviar las mitocondrias es necesario un cambio en la dieta, con una reducción de los carbohidratos y un aumento del contenido de proteínas y grasas. Se recomienda la dieta LOGI, también llamada dieta paleolítica o dieta de la Edad de Piedra (recomendación bibliográfica 18). En la Edad de Piedra, se comía principalmente grasa, carne y verduras. No había ni cereales ni azúcar. Esta dieta se combina con una administración de micronutrientes que se debe ajustar en función de cada paciente. Los micronutrientes neutralizan el aumento de la formación de NO y también de radicales de oxígeno, así como la recuperación del metabolismo mitocondrial. Siempre me sorprendió e impactó cómo la gente a menudo toma muchos medicamentos durante muchos años sin ningún éxito y sus quejas son etiquetadas como psicosomáticas, solo porque los doctores que los tratan todavía no son conscientes de estas conexiones. Ahora existen valores de laboratorio objetivos y reproducibles para las enfermedades mitocondriales que antes se consideraban erróneamente como enfermedades psicosomáticas. En este punto me gustaría hacer un llamamiento apasionado a todos los médicos y profesionales de la medicina alternativa: adéntrense en la medicina mitocondrial y se sorprenderá de cómo muchas enfermedades, previamente inexplicables e incurables, se convierten, de repente, en algo lógico y curable. Una buena introducción al tema es la lectura del libro Das *HWS-Trauma* del Dr. Kuklinski o *Explaining "Unexplained Illnesses"*, del Dr. Pall.

Mi más reciente descubrimiento para la mejora de la función mitocondrial en pacientes con migraña es un concentrado líquido fermentado en cascada hecho de frutas, nueces y vegetales frescos y cultivados orgánicamente. Contiene aminoácidos, oligopéptidos, fitoquímicos, ácido láctico dextrorrotatorio y componentes de la pared celular de las bacterias del ácido láctico (peptigoglicanos). A través del proceso de fermentación de varias etapas, los ingredientes vegetales se descomponen intensamente, se extraen los ingredientes importantes, se concentran altamente y se descomponen en pequeñas moléculas. El cuerpo puede absorber fácilmente estos pequeños bloques de construcción de enzimas biodisponibles con especial facilidad y le dan impulsos para movilizar sus poderes de autocuración. El concentrado aumenta la energía en las células mejorando la reparación y la función mitocondrial (aumento masivo de ATP), lo que mejora notablemente el rendimiento, el fortalecimiento de la defensa inmunológica y la reducción de la sensibilidad al dolor. El bioconcentrado es rico en enzimas fermentadas, polifenoles y flavónidos, componentes de bacterias de ácido láctico, ácido láctico dextrorrotatorio y minerales. La digestión fermentada también actúa como portadora de sustancias activas para las vitaminas y minerales de los alimentos, que pueden ser mejor absorbidas y aprovechadas de forma óptima por las células. Esto mejora el metabolismo celular, aumenta la producción de energía (ATP) y los niveles de triptófano, serotonina y dopamina. En la práctica he observado, y los estudios lo han confirmado, que el estrés nitro-oxidativo y el estrés oxidativo pueden reducirse significativamente tomando el concentrado, a la vez que se reduce la actividad inflamatoria (recomendación 32 de la bibliografía).

La tragedia al cebarse con carbohidratos y gluten

Para entender el problema, necesitamos hacer un pequeño viaje a la Edad de Piedra. Hasta hace unos 5000 años, los humanos, como cazadores y recolectores, vivían esencialmente de carne, grasa, pescado, nueces, raíces y bayas. No había cereales, ni azúcar refinada, es decir, no había carbohidratos de rápida combustión. Ahora, si una persona equipada genéticamente para ese consumo toma grandes cantidades de azúcar o de cereales y además, trata de hacer una dieta baja en grasas, sucede lo siguiente: el nivel de azúcar en la sangre se eleva muy rápidamente y de forma muy brusca y, con la expectativa de un alto nivel de azúcar en la sangre de larga duración, el páncreas segrega enormes cantidades de insulina para descomponer el azúcar. Como resultado, el azúcar en la sangre cae por debajo del nivel inicial. Esto produce hipoglucemia. Existe un sistema de control y medición en el tronco cerebral que asegura que los valores sanguíneos básicos y vitales como el contenido de oxígeno, el azúcar en la sangre y la cantidad de líquido se mantengan dentro de ciertos límites. Si el nivel de azúcar en la sangre desciende repentinamente de forma brusca, se activa una alarma en este centro: "Atención: ¡peligro de muerte! Esto puede llevar a la activación del generador de migrañas y del nervio trigémino, así como a cambios en el flujo sanguíneo cerebral. Puede ser el comienzo de un ataque de migraña. Esto ocurre especialmente los fines de semana y en las fases de relajación después del estrés, ya que en estas fases el nivel de cortisona, que mantiene alto el nivel de azúcar en la sangre en tiempos de estrés, cae bruscamente. Esta es la razón por la que muchos pacientes de migraña sufren de ataques de migraña, especialmente durante el fin de semana. La nutrición rica en carbohidratos conduce a una constante inundación del cuerpo con enormes cantidades de insulina. Las células sanas normalmente reaccionan de forma muy sensible a la insulina. Sin embargo, si están constantemente saturadas de ella, se desensibilizan a la insulina reduciendo el número de receptores en su superficie. Esto crea la llamada resistencia a la insulina, que permite a las células ignorar la insulina para no tener que absorber más glucosa. Sin embargo, ahora el páncreas reacciona con una liberación aún mayor de insulina para reducir los niveles de azúcar en la sangre. Es el comienzo de un círculo vicioso que, posiblemente lleve a una diabetes de tipo 2. Si la inundación de insulina se acompaña de una falta de adrenalina, como puede ocurrir después de años de estrés constante, esta combinación provoca una falta de oxígeno e inundación de azúcar, lo que a su vez conduce a procesos de fermentación. Esta situación puede surgir tras años de estrés continuo. Es entonces probable que el resultado sea el cáncer, tal y como describe Waltraut Fryda en su libro *Diagnóstico: cáncer* (lectura recomendada 28). Además, la insulina es una hormona estimulante del crecimiento que estimula el almacenamiento de grasa, promueve reacciones inflamatorias y tiene efectos negativos sobre otras hormonas, que posteriormente pueden producirse en exceso o en defecto. Por ejemplo, el hipotiroidismo y especialmente la tiroiditis autoinmune de tipo Hashimoto pueden verse afectados negativamente. Y lo que es más, las constantes fluctuaciones de los niveles de azúcar en la sangre suponen una pesada carga para el metabolismo mitocondrial. Si el metabolismo mitocondrial ya está cargado por un estrés nitro-oxidativo no reconocido, esta combinación puede llevar a que una persona que antes estaba sana se convierta en un paciente multimórbido, física y psicológicamente grave, un visitante permanente de varios neurólogos, psiquiatras e internistas que pronto será calificado como caso perdido. Por cierto, las fluctuaciones de azúcar en sangre especialmente fuertes son causadas por la proteína del gluten. Los experimentos han demostrado que una rebanada de pan tostado integral hace que el azúcar en la sangre se dispare un 30% más rápido que una cucharada sopera de azúcar casera. ¿Quién hubiera esperado eso? Cuanto menos carbohidratos consumimos, menos radicales libres producimos, es decir, menos estrés oxidativo y menos envejecimiento celular se produce. Y más eficientes se vuelven las centrales de energía de nuestras células, las mitocondrias. Por lo tanto, una alimentación baja en carbohidratos es también un consejo acertado para las personas que desean vivir hasta los 100 años de edad con buena salud. A los pacientes de migraña con intolerancia a los carbohidratos les recomiendo un libro muy completo escrito por Peter Mersch y titulado *Migräne, Heilung ist möglich*, en el que señala todos los aspectos relevantes en detalle.

Sobre el tema del "gluten", la proteína del gluten contenida en el trigo, el centeno, la espelta y la cebada, me gustaría citar al neurólogo y científico de la nutrición, el Dr. David Perlmutter, que escribe en su libro *Cerebro de pan*: "El gluten no es solo una cuestión para las personas con enfermedad celíaca comprobada, una enfermedad autoinmune que afecta solo a una pequeña minoría. El 40% de nosotros no puede procesar el gluten correctamente y el 60% restante podría también sufrir daños sin saberlo. Por lo tanto, deberíamos preguntarnos: desde el punto de vista del cerebro, ¿es posible que todo ser humano sea sensible al gluten? Según los últimos descubrimientos, una alimentación rica en gluten e hidratos de carbono estimula, de forma especialmente eficaz, la cascada de inflamaciónes en el cerebro. La sensibilidad al gluten aumenta la producción de citoquinas proinflamatorias, las cuales juegan un papel importante en los procesos neurodegenerativos (destructivos para los nervios). Después de años de investigación, el Dr. Perlmutter afirma que no solo la migraña y los dolores de cabeza crónicos tienen relación con el gluten, sino también otras anormalidades y enfermedades neurológicas como ataques epilépticos, esclerosis múltiple, trastornos de ansiedad, depresión, TDAH, insomnio, fatiga crónica y agotamiento, trastornos de concentración, problemas de memoria y Alzheimer. En su libro muestra imágenes de resonancias magnéticas del cerebro, realizadas por el Dr. Hadjivassilou, un científico que lleva más de diez años demostrando una y otra vez que una dieta sin gluten puede aliviar completamente los dolores de cabeza de los pacientes con sensibilidad al gluten. Estas imágenes de pacientes con dolor de cabeza y sensibilidad al gluten revelan cambios severos en la materia blanca del cerebro, que recuerdan a los pacientes con esclerosis múltiple o apoplejía. Dado que en un 10% de los casos de sensibilidad al gluten las pruebas de anticuerpos que conocemos son negativas, pero que los pacientes se benefician drásticamente de una dieta libre de gluten, debemos asumir que también hay sensibilidad al gluten libre de anticuerpos y no debemos dejarnos engañar por pruebas negativas.

La prueba más segura es una dieta estricta sin gluten que dure varias semanas, pero preferiblemente varios meses. Pero, ¿por qué nos resulta tan difícil evitar los alimentos que contienen gluten?

Hay dos buenas razones: el gluten se añade a la mayoría de los productos procesados, por lo que no basta con prescindir del pan y los pasteles, sino que hay que comprobar la presencia de gluten en todos los productos procesados. ¿Y qué decir de la adicción? ¿Alguna vez has tratado de explicarle a un adicto a la heroína que lo que hace no es saludable? Si es así, entonces sabes lo que responderá: "Sí, lo sé desde hace mucho tiempo, pero no puedo parar".

En este punto me gustaría citar al Dr. William Davis, quien escribe en su libro *Sin trigo, gracias*: "Mientras consumimos trigo, la digestión produce sustancias similares a la morfina que se adhieren a los receptores opiáceos del cerebro. La recompensa es una ligera euforia. Si este efecto se bloquea o no se consume ningún alimento cuya digestión produzca sustancias similares a la morfina, algunas personas experimentan un síndrome de abstinencia muy desagradable". Esto explica, en primer lugar, que muchos fabricantes de alimentos traten de añadir la mayor cantidad posible de gluten a sus productos y, en segundo lugar, que todavía hay algunos pacientes, además de los otros casos psicológicos, a los que no podemos ayudar porque el factor de la adicción es, sencillamente, demasiado fuerte. Calculo que su participación en el número total de pacientes con migraña es de alrededor del 10%. Estos son casos difíciles para los psicoterapeutas con talento. En este punto me gustaría mencionar el caso de una mujer joven, en el que estoy trabajando actualmente en la fase final de mi libro. Debido al factor de la adicción, no sé si puedo llevarla a un buen final. La paciente de 26 años se me presentó con severos dolores de cabeza permanentes y frecuentes ataques de migraña. Además, sufrió ataques de pánico, un trastorno de ansiedad general, problemas de concentración y depresión. Debido a estas quejas tuvo que interrumpir sus exigentes estudios hacía cuatro años y ahora vive en casa con su madre y vive de la pensión que recibe su madre. Su historial médico muestra que comía carbohidratos de tres a cinco veces al día y evitaba en gran medida la grasa. Debido a sus ataques de pánico, tomaba un miligramo de lorazepam ("Tavor") tres veces al día, un sedante que alivia la ansiedad pero es enormemente adictivo e impide la interconexión de las sinapsis en el cerebro, especialmente en el hipocampo. Si se usa durante mucho tiempo, provoca una depresión cada vez más profunda. También tomaba dos antidepresivos diferentes y "la píldora". Este último le fue prescrito por su ginecólogo para sus problemas premenstruales. No la necesitaba como anticonceptivo, ya que no tenía relaciones sexuales.

Después de leer este capítulo, ¿tiene alguna sospecha? Hay motivo para sospechar que tanto los problemas de migraña y dolor de cabeza, como los síntomas psicológicos se deben a una fuerte sensibilidad al gluten, así como a un sistema hormonal desequilibrado, debido a las constantes fluctuaciones del azúcar en la sangre y a una dieta baja en grasas. Toda la situación se agrava aún más por "la píldora", que reduce el nivel de progesterona a valores menopáusicos, y por el ansiolítico, que es la guinda del pastel, por así decirlo, al provocar un tratamiento inadecuado y aumentar la depresión a largo plazo. El análisis de sangre para confirmar mi hipótesis no funcionó debido al trastorno de ansiedad. Esto demostraba claramente que el alivio de la ansiedad, que a menudo es para lo que se utilizan los medicamentos, había perdido hacía tiempo su efecto por el uso constante y solo necesitaba ser tomado para evitar los muy desagradables síntomas de abstinencia. Pero ya se puede concluir de la historia médica que hay un completo caos en el cuerpo de la mujer en la interacción de las hormonas y los neurotransmisores. Aparte del daño que los medicamentos provocan en las mitocondrias. ¿Podré ayudar a la paciente? Si ella colabora, sí. Si logra cambiar completamente su dieta, llevar una dieta baja en carbohidratos y alta en grasas, ir retirando lentamente el ansiolítico durante semanas, dejar de tomar la "píldora" y posiblemente cambiarla por un preparado de progesterona bioidéntica, estoy seguro de que podrá volver a llevar una vida completamente normal, sin dolor y sin ansiedad. Y continuar sus estudios. Es una lucha contra la adicción. Si la adicción es más fuerte que la razón, estoy seguro de que en algún momento terminará como un caso perdido, en una institución psiquiátrica. En la próxima edición de mi libro, informaré sobre si he tenido éxito en ayudar a la joven.

Hormonas, neurotransmisores y neuropéptidos

El sistema nervioso, el sistema hormonal, el sistema inmunológico y la psique están muy estrechamente entrelazados, delicadamente sintonizados; están en constante intercambio y se influyen mutuamente entre sí. Ninguna parte puede cambiarse sin influir en todas las demás. Las alteraciones de este equilibrio pueden manifestarse en forma de migraña y muchos otros trastornos de la salud. Los indicios fidedignos de una alteración de este delicado equilibrio en las mujeres son, en primer lugar, una dependencia del ciclo menstrual en la aparición de la migraña, en segundo lugar, el uso de sustancias químicas con efectos similares a los de las hormonas, como las utilizadas en la "píldora", en las espirales y anillos hormonales, y en tercer lugar, la aparición de la migraña con el inicio de la pubertad. En este último caso, la inserción ajustada del período menstrual en la estructura hormonal general no ha tenido éxito. Si no se puede detectar una dependencia del ciclo, no se puede excluir con certeza una dependencia hormonal de la migraña. Es posible que, debido a algunas circunstancias en determinados momentos irregulares, el nivel de progesterona caiga por debajo de un determinado valor o que el nivel de estradiol se eleve por encima de un determinado valor, lo que puede entonces aumentar la sensibilidad al dolor y desencadenar ataques de migraña. Aquí es donde se requiere el fino arte del ajuste hormonal, teniendo en cuenta todos los factores. El pensamiento unidimensional no lleva más allá en este punto. Me gustaría explicar brevemente los factores más importantes. En detalle, trato este tema en mis seminarios.

Deficiencia absoluta o relativa de progesterona (en relación con el estrógeno)
Una deficiencia causada por "la píldora", por ejemplo,. En este caso es importante detener la utilización de todas las hormonas artificiales y si no se produce la normalidad en unos pocos meses, lo que lamentablemente ocurre a menudo, administrar hormonas idénticas a las naturales obtenidas de la raíz de ñame, ya sea en forma de crema o de cápsulas. En ninguna circunstancia

deben utilizarse fitoestrógenos como los que se obtienen del trébol. Además, esto significa que por lo general se requieren menos comprimidos de hormonas, en los casos de hipotiroidismo, porque la conversión de la hormona tiroidea T4 en su forma activa T3 se mejora con la progesterona. También he observado con bastante frecuencia que las intolerancias a la histamina han mejorado significativamente cuando se administra progesterona, y en los casos de insuficiencia pancreática exocrina, el páncreas vuelve a producir más elastasa pancreática y, por lo tanto, puede digerir mejor las grasas. Las sustancias químicas con efectos similares a los de las hormonas, como los gestágenos utilizados en los anticonceptivos como la "píldora", impiden la formación del cuerpo amarillo productor de progesterona, lo que provoca una grave deficiencia de progesterona. La pequeña cantidad de progesterona que todavía producen las glándulas suprarrenales no es suficiente para tener un nivel razonable de progesterona. Esto significa que las jóvenes que toman la píldora tienen el nivel de progesterona de una mujer de 80 años. Debido a que la progesterona es un fuerte analgésico natural y un fuerte antidepresivo natural, y que también desempeña un papel importante en el control del flujo sanguíneo en el cerebro, se hace evidente que las mujeres jóvenes no pueden sentirse bien con niveles tan bajos de progesterona. Esto va simplemente contra la naturaleza. Tampoco son mejores las píldoras que contienen, en lugar de las progestinas o además de estas, sustancias químicas con efectos similares a los de los estrógenos y que, por lo tanto, impiden la ovulación. Conducen a un fuerte dominio de los estrógenos, que puede provocar migrañas y una multitud de otros efectos secundarios desfavorables como trombosis, embolias, depósitos de agua y grasa, etc. Algunas sustancias químicas, como por ejemplo los bisfenoles (BPA), al utilizarse en botellas de plástico, láminas, plastificantes y productos ignífugos, tienen un efecto similar al de los estrógenos y pueden causar un dominio de estos. La liberación de BPA aumenta con el recalentamiento, la cocción, etc. Los fitoestrógenos también son controvertidos, ya que están presentes en los productos de soja, que por ejemplo, son a menudo consumidos en grandes cantidades por los veganos. En los casos más bien raros de deficiencia de estrógenos en las mujeres jóvenes, la "píldora" puede utilizarse a veces incluso para mejorar las migrañas. Pero debido al alto potencial de efectos secundarios de estas sustancias químicas, que en contraste con las hormonas bioidénticas no han sido probadas por millones de años de evolución, es preferible utilizar estradiol bioidéntico, ya que se produce a partir de la raíz de ñame, también en estos casos. Otros factores que pueden desencadenar el dominio de los estrógenos y la deficiencia de progesterona son la exposición a toxinas y metales pesados (por ejemplo, el mercurio de los empastes de amalgama, las lámparas de bajo consumo, etc.), las deficiencias de micronutrientes, pero también el estrés permanente. Cuando existe estrés permanente, como sucede en los tres primeros meses de embarazo, hay que convertir mucha progesterona en la hormona del estrés, la cortisona. Esto puede provocar una deficiencia de progesterona y migraña. Por cierto, tampoco se puede descartar en los hombres una deficiencia de progesterona como causa de la migraña. Debo añadir algo más sobre los valores normales de los análisis del laboratorio: cada persona es diferente y los valores "normales" son valores promedio. Ya he visto a pacientes con valores de progesterona en un rango normal, de bajo a medio, beneficiarse enormemente del tratamiento experimental con progesterona idéntica a la natural.

Hipotiroidismo
La mayoría de las inflamaciones de tiroiditis autoinmune son del tipo Hashimoto, que se ha convertido en una verdadera epidemia en el mundo occidental. Diría que casi la mitad de mis pacientes con migraña la padecen. Los hombres en menor medida, tal vez porque no toman la píldora. La glándula tiroides también ejerce una influencia sobre otras glándulas hormonales y, por lo tanto, se convierte en una instancia de coordinación en el sistema hormonal de los pacientes con migraña. Además, aumenta la descomposición de los hidratos de carbono al incrementar la producción de insulina en el páncreas abdominal y asegura un nivel de azúcar en sangre uniforme. La glándula tiroides está particularmente debilitada por el gluten y los carbohidratos, así como por productos químicos con efectos similares a los de las hormonas, como la "píldora". La falta de progesterona y micronutrientes como el selenio, el hierro,

la vitamina C y la vitamina D también puede perjudicar la función tiroidea. Durante la entrevista sobre el historial clínico no solo es importante determinar la TSH, como desafortunadamente es el caso por razones de coste, sino también por lo menos la FT3, FT4 y T3 inversa (véase también el capítulo "Análisis de laboratorio").

Desequilibrio entre las hormonas estimulantes y los neurotransmisores
Entre ellas se encuentran estimulantes como la cortisona, la adrenalina, la norepinefrina, el glutamato, por un lado, y sustancias atenuantes como la serotonina, el GABA y la glicina, por el otro. Los aminoácidos a partir de los cuales el cuerpo produce estas sustancias también son importantes.

Desequilibrio en el ajuste de hormonas y neurotransmisores por moduladores como la histamina, taurina, PEA, dopamina y glutamato
Un exceso de sustancias mensajeras estimulantes como el glutamato y la histamina en la dieta puede causar este desequilibrio. En altas dosis, el glutamato actúa como una neurotoxina. La histamina es liberada por los mastocitos durante las reacciones alérgicas. Pero también en situaciones extremas, como la hipoglucemia, la deshidratación del cuerpo o el estrés, la histamina es producida por las células nerviosas de ciertas áreas del cerebro como el hipotálamo. Por lo tanto, una dieta rica en histamina puede simular una emergencia que active el generador de migrañas en el tronco cerebral. Esta cuestión tampoco debe ser subestimada.

Deficiencia de micronutrientes
Entre ellos se incluyen las vitaminas, minerales y aminoácidos que pueden influir en la síntesis y la descomposición de las hormonas, los neurotransmisores o sus precursores. El efecto atenuante de la serotonina necesita, por ejemplo, el aminoácido triptófano como precursor. El triptófano es convertido en 5-HTP por una enzima dependiente de la vitamina B3, la vitamina B6 y el magnesio, que luego se convierte en serotonina al consumir vitamina B6. Si falta un micronutriente necesario para la conversión, no solo se produce una deficiencia de serotonina que puede desencadenar una migraña, sino también trastornos del sueño, ya que la melatonina,

la hormona del sueño, se produce a partir de la serotonina en dos etapas, con el suministro de ácido pantoténico, ácido alfa-lipoico, vitamina B6, vitamina B12, betaína y ácido fólico. Además, la migraña premenstrual puede desencadenarse por una caída de los niveles de serotonina unos días antes de la menstruación. En este caso, la prescripción de vitamina B6 y magnesio, antes y durante la menstruación, según lo recomendado por el Dr. Kuklinski, ha demostrado ser muy eficaz.

Por si fuera poco, pruebo a tratar al paciente con el aminoácido 5-HTP, que como precursor de la serotonina puede ayudar a mantenerla en un nivel más alto y estable. Sin embargo, el 5-HTP no debe combinarse con triptanos o antidepresivos, como los inhibidores de la recaptación de serotonina, ya que esto puede promover un síndrome de serotonina. A menudo, según la experiencia de mis pacientes, resulta que al mejorar el nivel de serotonina no solo se reduce la migraña, sino que también desaparecen síntomas como el deseo de comer dulces, la irritabilidad y los trastornos del sueño.

Sustancias prohibidas para los pacientes con migraña

Si sufre de migraña, debe evitar en todo caso las siguientes sustancias, algunas de las cuales también están contenidas en muchos tipos de embutidos y quesos y no siempre son declaradas:

- Glutamato, también llamado frecuentemente extracto de levadura: este potenciador de sabor se encuentra generalmente en la comida rápida, comida elaborada y en la comida china.
- Los fosfatos: E620-625 se encuentran en el bicarbonato de sodio y por lo tanto en muchos productos de panadería.
- Dióxido de azufre: E338-343
- Conservantes como el ácido benzoico: E210-213
- Aspartamo: un edulcorante artificial utilizado para aumentar el apetito en el engorde de cerdos.
- Emulsionantes: se encuentran en muchos productos instantáneos.
- Disolventes: estos incluyen la acetona, que se utiliza para eliminar el esmalte de uñas.

Epílogo

Como lector, como paciente de migraña o como colega, hemos rastreado juntos las causas de la migraña. Hemos examinado bajo lupa 44 casos de pacientes y hemos descubierto que es posible en cada uno descubrir las causas de la enfermedad de la migraña y curarla. He demostrado que el enfoque sistemático para descifrar las causas de la migraña puede tener éxito y hemos visto cómo puede hacerse.

Hasta aquí, todo bien. Ahora seguramente se preguntará por qué motivo este enfoque no es un procedimiento estándar en la investigación de las causas y el tratamiento de la migraña. Mi respuesta a esa pregunta es que hay dos direcciones en la medicina en este momento. La llamada medicina tradicional, que se estudia en las universidades, basada en pruebas, en la que las medidas teóricas solo se consideran probadas cuando su eficacia se ha comprobado en estudios de tipo doble ciego controlados por placebo.

Este método ha demostrado ser muy exitoso en la prueba de nuevos medicamentos. Como estos estudios son muy costosos, suelen ser encargados o patrocinados por las empresas farmacéuticas. La escuela de medicina convencional se opone al enfoque empírico de la medicina alternativa. En la medicina empírica, el profesional aplica una terapia de caso individual basada en el analisis completo del individuo y de los resultados de sus pruebas. Esto incluye un historial médico sistemático y detallado, un diagnóstico de laboratorio específico y un examen terapéutico físico, osteopático y neural completo. Este enfoque holístico, por supuesto, lleva mucho tiempo. Para el examen inicial, por ejemplo, a menudo considero que una hora se queda corta.

Mis estudios de caso muestran claramente que debido al gran número de diferentes causas de migraña, a la individualidad de los pacientes con migraña y a los métodos resultantes de tratamiento de la migraña, no es posible la aplicación significativa de estudios de tipo doble ciego controlados por placebo. Por lo tanto, la medicina alternativa basada en la experiencia tiene su razón de ser. En estos casos no sería factible reunir dos grupos de pacientes comparables. En cierto modo, bajo el paraguas del término "migraña" se acogen síntomas similares de causas diferentes. Cada paciente tiene diferentes condiciones básicas. Para cada paciente hay que aplicar métodos de tratamiento individuales que han demostrado su eficacia en la práctica o que a veces hay que reinventar completamente. Por lo general, los pacientes que acuden a mi consulta suelen tener un nivel de sufrimiento muy alto y no me puedo permitir tratar a algunos de ellos con métodos ineficaces para realizar un estudio de doble ciego controlado por placebo. Dado que los pacientes suelen tener historiales con un largo sufrimiento, con una multitud de terapias infructuosas a sus espaldas, hay que suponer que las terapias y los medicamentos anteriores han tenido ya la oportunidad de producir, al menos, efectos placebo. Teniendo en cuenta que estas terapias y medicamentos no producían efectos placebo, sino que simplemente no mostraban ningún efecto en el paciente, considero poco profesional atribuir mis éxitos curativos demostrables a los posibles efectos del placebo. Por lo tanto, en mi opinión, es muy cuestionable y lamentable que algunos colegas médicos se pongan categóricamente del lado de la medicina tradicional y básicamente "condenen" la medicina alternativa. No hay lugar para la medicina alternativa, a pesar de todas las evidencias a su favor, bajo la premisa de que solo se cree lo que se ha probado en un estudio doble ciego controlado por placebo. La sobreestimación de los estudios doble ciego parece hacer que algunas personas cierren los ojos ante la realidad. Dependiendo del cliente, estos estudios suelen llegar a conclusiones opuestas. ¿No debería esto darnos que pensar? Mi muy estimado colega, el médico y bioquímico Dr. Alfons Meyer, una vez lo expresó de esta manera en uno de sus emocionantes seminarios sobre la terapia mitocondrial: "Si crees en un estudio que ha sido realizado por una empresa que quiere venderte algo, entonces ¡tengo que decirte que eres un ingenuo!" Lamentablemente, muchos colegas todavía no saben qué hacer con los términos "estrés nitro-oxidativo", "intolerancia a la histamina", "medicina mitocondrial" o "terapia de reemplazo hormonal bioidéntica". Lógicamente, solo pueden encogerse de hombros con impotencia cuando surgen preguntas sobre la causa de ciertas enfermedades relacionadas. Por supuesto, es aún más lamentable si no hay voluntad de afrontar estos nuevos horizontes médicos, ni siquiera en la más mínima medida. Max Plank ha descrito este fenómeno con acierto: "Un nuevo método científico no prevalece de tal manera que sus oponentes se convenzan y se declaren convertidos, sino más bien por el hecho de que sus oponentes mueren lentamente y la nueva generación está cada vez más familiarizada con las verdades actuales desde el principio". Por otra parte, es igualmente desagradable que muchos naturópatas experimentados se inclinen por rechazar completamente la medicina tradicional, que tiene sus éxitos más en el tratamiento de problemas de salud agudos que en la curación de enfermedades crónicas. Cada una de las dos direcciones tiene su propia legitimidad en algún aspecto.

Hace diez años ya había planeado publicar un libro sobre la migraña. Me alegro de no haberlo hecho en ese momento, ya que mi comprensión actual del tema va mucho más allá que la del pasado y veo algunas cosas de manera diferente. En los próximos años seguramente volveré a adquirir nuevos conocimientos sobre este tema, que publicaré en una nueva edición de *El detective de la migraña*. Me gustaría animar a mis lectores a que me envíen sus experiencias personales y sus historias de curación. Espero con interés todas las sugerencias de los pacientes y colegas que puedan contribuir a mejorar, aún más, la tasa de curación de la migraña.

Mis seminarios: „La descodificación sistemática de la migraña"

Mediante estudios de casos prácticos de pacientes con migraña, en mis seminarios enseño a diagnosticar y tratar de forma independiente las disfunciones neuro-terapéuticas y osteopáticas más importantes, así como todas las demás causas de la migraña. Puede encontrar las fechas actuales de los seminarios en mi página web: www.osteopathie-arzt-stuttgart.de

Como participante del seminario, se le invita a traer casos de pacientes no resueltos o su casuística de su propia consulta. Sobre la base de esos ejemplos prácticos, llevaremos a cabo un análisis completo y sistemático de las causas y elaboraremos un concepto de tratamiento para curar la migraña.

Cómo pueden contactarme

Dr. médico Roland Pfeiffer
Contacto: praxis@osteopathie-arzt-stuttgart.de
www.osteopathie-arzt-stuttgart.de

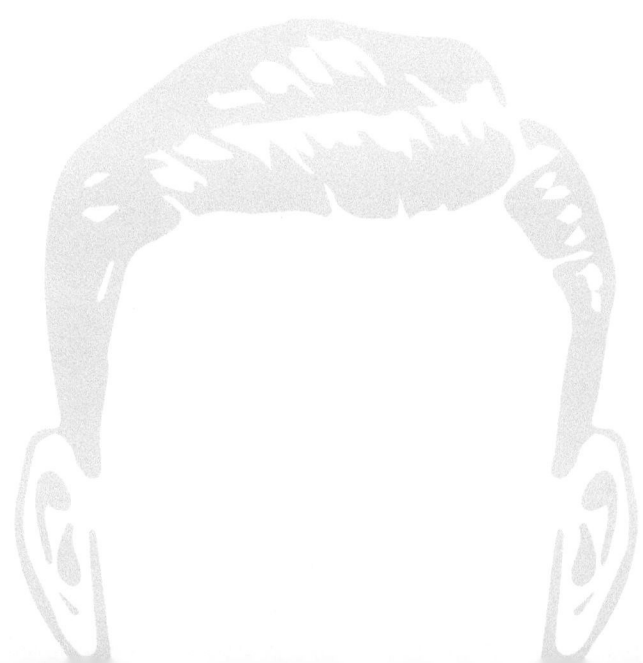

Gracias

Agradezco a mis padres el hecho de que siempre me hayan dejado ir por mis propios y tortuosos caminos. A pesar de la gran preocupación, nunca trataron de imponerme ninguna dirección. Después de todo, a través de estos desvíos logré finalmente convertir una profesión en una vocación y conseguí llevar una vida feliz y plena. Hoy puedo decir que espero con ansias a mis pacientes cada día. Agradezco a mi familia su paciencia y comprensión en vista de los innumerables cursos y seminarios a los que he asistido. Agradezco a mi colega Ariane von Wangenheim todo lo que he aprendido de ella a partir de sus prácticas. Me gustaría agradecer a mis profesores de osteopatía Torsten Liem, Cristian Ciranna-Raab, Peter Blagrave, Jean-Pierre Barral, Serge Paoletti, Christian Defrance de Tersant, Phillip van Caille, Bruno Chikly, Ralph Vogt y Jochen Frühwein, quienes me han influido e impresionado particularmente a través de su trabajo y su enseñanza. Me gustaría agradecer a mi profesor de acupuntura, el Dr. Volker Gleditsch, especialmente por sus conocimientos sobre la acupuntura oral y la "boca de microsistema" que él mismo descubrió. Me gustaría agradecer a mis profesores de terapia neural del IGNH, especialmente al Dr. Lorenz Fischer, al Dr. Bernd Belles, al Dr. Michael Wildner por los interesantes seminarios de terapia neural, que me han acercado al término "campo de interferencia" y han hecho posible muchas curaciones de migrañas. Me gustaría agradecer al Dr. Bodo Kuklinski por sus hallazgos sobre columna cervical inestable, estrés nitro-oxidativo y medicina mitocondrial. Tengo que agradecerle a él, a sus libros y seminarios por una multitud de éxitos terapéuticos. Me gustaría agradecer al Dr. Alfons Meyer y al Dr. Franz Enzmann por sus maravillosos seminarios sobre medicina mitocondrial. Me gustaría agradecer al Dr. Volker Rimkus por sus inspiradores seminarios y libros sobre el tema "terapia de reemplazo de hormonas bioidénticas", que ha redondeado y mejorado aún más mi terapia de migraña como el último paso preliminar. Agradezco al Dr. Antonio Fimiani y a Martin Lochner los inspiradores impulsos y conocimientos que recibí en sus seminarios sobre el tema de la posturología. Todas estas personas me han ayudado a ampliar mis horizontes médicos y así han contribuido a mi éxito en el tratamiento de la migraña. Finalmente, quisiera agradecer a Gabi Haas por sus incansables y creativos esfuerzos en el diseño y la publicación de este libro.

Fuentes y bibliografía recomendada

1. Amand, R. Paul; Craig Marek, Claudia: *Fibromyalgie*, Books on Demand GMBH
2. Davis, William: *Weizenwampe*, Goldmann Verlag
3. Defrance de Tersant, Christian: *Les Sinus Veineux Du Crane, Une Clé Des Migraines*, Editions de Verlaque
4. Dosch, Peter: *Wissenswertes zur Neuraltherapie*, Haug Verlag
5. Göbel, Hartmut: *Erfolgreich gegen Kopfschmerzen und Migräne*, Springer-Verlag
6. Gleditsch, Jochen: MAPS, *Mikroakupunktursysteme*, KVM
7. Jarisch, Reinhart: *Histaminintoleranz und Seekrankheit*, Thieme-Verlag
8. Kharrazian, Datis: *Schilddrüsenunterfunktion und Hashimoto anders behandeln*, VAK-Verlag
9. Kuklinski, Bodo: *Das HWS-Trauma*, Aurum Verlag 2006
10. Kuklinski, Bodo: *Schwachstelle Genick*, Aurum Verlag 2008
11. Kuklinski, Bodo, Schemionek, Anna: *Mitochondrientherapie – Die Alternative*, Aurum-Verlag 2014
12. Kuklinski, Bodo: *Mitochondrien*, Aurum Verlag 2015
13. Lechner, Johann: *Kavitätenbildende Osteonekrosen des Kieferknochens*, MDV Maristen Druck und Verlag Furth 2011
14. Ledochowski, Maximilian: *Wegweiser Nahrungsmittelintoleranzen*, Trias Verlag
15. Liem, Torsten: *Kraniosakrale Therapie*, Hippokrates Verlag
16. Liem, Torsten: *Praxis der Kraniosakralen Osteopathie*, Hippokrates Verlag
17. Lutz, Wolfgang: *Leben ohne Brot*, Informed GmbH
18. Magiameli, F.; Worm, N.: *LOGI-Kost*, Systemed
19. Mersch, Peter: *Migräne, Heilung ist möglich*, Books on Demand
20. Myers, Thomas W.: *Anatomy Trains/Myofasziale Leitbahnen*, Urban und Fischer-Verlag
21. Pall, Martin: *Explaining unexplained Illness*, New York: Harrington Park Press, April 2007
22. Perlmutter, David: *Dumm wie Brot*, Yellow Kite 2014
23. Platt, Michael: *Die Hormonrevolution*, VAK-Verlag

24. Rimkus, Volker: *Die Rimkus-Methode. Eine natürliche Hormoner-satztherapie für die Frau*, Druck- und Verlagshaus Mainz
25. Typaldos, Stephen: *Orthopatische Medizin*, EFDMA
26. Wancura-Kampi, Ingrid: *Segment-Anatomie, der Schlüssel zu Akupunktur, Neuraltherapie und Manualtherapie*, Urban and Fischer-Verlag 2010
27. *Medizinische Monatszeitschrift für Pharmazeuten*, 35. Jahrgang, Heft 12, Dez 2012
28. Fryda, Waltraut: *Diagnose Krebs*, Books on Demand, 2003/2004
29. Bricot, Bernard: *Posturologie - Die globale Umprogrammierung des Haltungssystems*, Statipro Verlag 2008
30. Christiansen, Gerd: *Das Kiefergelenkbuch,* CMD Compact 2016
31. Strackharn, Klaus: *Nie wieder Migräne*, Herbig Verlag 1997
32. Blank, Karl-Heinz; Wittich Scheller, Ekkehard Aaron; Seidler, Johannes Aaron; Knopf, Lothar; Kohler, Axel: Diagnose *„Endlich gesund" – Spektakuläre Heilerfolge mit kaskadenfermentierten Enzymen*, Medicatrix 2012

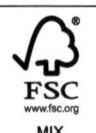